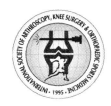

展望骨科运动医学
——忧从何来?

The Future of Orthopaedic Sports Medicine
—What Should We Be Worried About?

主编 Brian M. Devitt

Mustafa Karahan

João Espregueira-Mendes

主审 吴 松 吕红斌

主译 何金深 朱威宏

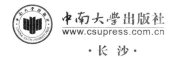

中南大学出版社
www.csupress.com.cn
·长沙·

图书在版编目(CIP)数据

展望骨科运动医学——忧从何来?/(澳)布瑞恩·M.德维特,(土)穆斯塔法·卡拉罕,(葡)诺昂·埃斯奎拉-门德斯主编;何金深,朱威宏主译. —长沙:中南大学出版社,2022.8

书名原文:The Future of Orthopaedic Sports Medicine:What Should We Be Worried About?

ISBN 978-7-5487-5016-1

Ⅰ.①展… Ⅱ.①布… ②穆… ③诺… ④何… ⑤朱… Ⅲ.①骨科学—运动医学 Ⅳ.①R68

中国版本图书馆 CIP 数据核字(2022)第 135599 号

展望骨科运动医学——忧从何来?
ZHANWANG GUKE YUNDONG YIXUE——YOUCONGHELAI?

主编　(澳)布瑞恩·M.德维特
(土)穆斯塔法·卡拉罕
(葡)诺昂·埃斯奎拉-门德斯
主译　何金深　朱威宏

□ 出 版 人	吴湘华	
□ 责任编辑	陈海波	
□ 责任印制	唐　曦	
□ 出版发行	中南大学出版社	
	社址:长沙市麓山南路	邮编:410083
	发行科电话:0731-88876770	传真:0731-88710482
□ 印　　装	长沙市宏发印刷有限公司	

□ 开　　本	710 mm×1000 mm 1/16	□ 印张 11 　□ 字数 154 千字
□ 版　　次	2022 年 8 月第 1 版	□ 印次 2022 年 8 月第 1 次印刷
□ 书　　号	ISBN 978-7-5487-5016-1	
□ 定　　价	58.00 元	

翻译委员会

主审 吴 松 吕红斌

主译 何金深 朱威宏

秘书 曹阳博

译者 (按姓氏笔画排序)

马 勇 北京大学第三医院

王晓庆 上海交通大学医学院附属第九人民医院

王梓力 中南大学湘雅三医院

王 靖 湖南省人民医院

石 坚 中南大学湘雅三医院

曲 峰 首都医科大学同仁医院

朱伟民 深圳市第二人民医院

朱威宏 中南大学湘雅二医院

刘志胜 中南大学湘雅医学院

刘嘉琪 西安交通大学

1

汤逸夫　　　中南大学湘雅三医院

孙德毅　　　中南大学湘雅医院

杜　刚　　　广西医科大学第一附属医院

李　丁　　　中南大学湘雅二医院

李宇晟　　　中南大学湘雅医院

李　拉　　　北京大学第三医院

李骁宁　　　中南大学湘雅三医院

李　雄　　　中南大学湘雅医院

肖文峰　　　中南大学湘雅医院

吴　韧　　　中南大学湘雅二医院

何利雷　　　佛山市中医院

何　苗　　　中南大学湘雅医院

何金深　　　中南大学湘雅三医院

何春荣　　　中南大学湘雅三医院

沈民仁　　　中南大学湘雅三医院

张文秀　　　中南大学湘雅三医院

张克祥　　　中南大学湘雅三医院

张　彦　　　岳阳市中心医院

张　涛　　　中南大学湘雅医院

张雪莹　　　上海交通大学附属第六人民医院

陈　晓　　　浙江大学

范志英　　　苏州大学附属第二医院

茅泳涛　　　苏州大学附属第二医院

尚江荫子　　匹兹堡大学医学中心

周罗治非　　中南大学湘雅三医院

周和诚　　　中南大学湘雅三医院

庞　龙　四川大学华西医院

金灵鹏　河北医科大学第三医院

茵　梓　浙江大学

夏晗松　中南大学湘雅三医院

徐才祺　上海交通大学附属第六人民医院

徐大启　中南大学湘雅医院

高　鹏　湖南省人民医院

高曙光　中南大学湘雅医院

郭　强　中南大学湘雅三医院

唐　琪　中南大学湘雅二医院骨科

唐琪(女)　中南大学湘雅二医院风湿免疫科

唐　新　四川大学华西医院

黄俊杰　中南大学湘雅三医院

黄添隆　中南大学湘雅二医院

黄煜钊　中南大学湘雅三医院

曹　旭　中南大学湘雅三医院

曹阳博　中南大学湘雅三医院

梁　驰　中南大学湘雅三医院

彭　智　中南大学湘雅三医院

彭　毅　中南大学湘雅三医院

董江涛　河北医科大学第三医院

鲁安洁　中南大学湘雅三医院

谭凌捷　中南大学湘雅三医院

戴　祝　南华大学附属第一医院

译序

30 年前，在我刚成为骨科医生的时候，"运动医学"这一名词还鲜为人知；然而，2022 年，"运动医学"已成为骨科重要的亚专科，而关节镜技术已在髋、膝、踝、肩、肘、腕等关节疾病的治疗中被广泛应用，因其疗效显著而被医师和患者所接受。

那么，在接下来的 30 年，这一学科领域又将走向何方？是会持续发展还是昙花一现？本书英文原版引发了我的兴趣，其出品方亦是全球最具影响力的运动医学学术组织——ISAKOS（国际关节镜、膝关节外科和骨科运动医学会），该书各章作者多为骨科运动医学领域的开拓者和中坚力量。

本书并不涉及深奥的理念或手术技术，更多是对行业未来（人工智能、生物治疗、医保体系、个人职业发展，等等）的深思，如第 8 章所述"我们在为病人的健康而奋斗，但我们是否忽视了自身的健康"。书中作者们分享了对骨科运动医学现况的担忧和对未来的展望。

为此，我们组建了团队对本书进行翻译，译者多有国外学习交流经历或对该领域有着较为深入的研究。如本书的两位主译何金深和朱威宏分别在美国 Freddie Fu 和加拿大 Ivan Wong 那里交流学习；本书第 30 章译者张雪莹曾接受过第 30 章原作者 Scott Rodeo 的联合培养……本书第 12 章阐述医学研究的译者陈晓长期专注于运动系统再生研究，本书第 18 章阐述循证医学内容的译者唐新曾发表多篇高水准循证医学论文……

在本书翻译出版之际，正值北京 2022 年冬奥会举办及全球新冠肺炎持续流行期。运动理念的传播，生活方式的改变也使得人们重新思考运动和医学这两个名词，医学有其局限性，所以仍需发展。同样，限于译者团队的经验及能力，书中翻译可能还存在纰漏，真诚希望各位读者能给予我们建议。

吴松教授

中南大学湘雅三医院

序　言

Brian M. Devitt

　　我曾对乘坐飞机有诸多忧虑，忧心各种事情的发生，有些担心是合乎逻辑的，有些则是非常地荒诞可笑，比如：头顶行李架上有地方放我的包吗？门口那个吵闹的小朋友会坐在我身旁吗？我带了降噪耳机吗？我能安全抵达终点吗？其实这些都显得不必要……

　　我在这种环境下的担忧并不符合我的正常性格，我开始意识到我担忧的是对不确定未来的"单纯焦虑"。显然，我对放弃掌控自己命运，并把它交给一个完全陌生的交通工具———一个通过喷气式发动机控制铝制容器，并在高空以高速推进的工具显然有点不安。但，这又有什么大不了的呢？

　　令我稍稍放松的是，并不只有我存在这些忧虑。在任何航班上快速环顾一下其他乘客，我就可以确认他们中的很多人都处于类似的不安状态中。我尽量避免与那些忧心忡忡的人进行目光接触，以免他们忧虑的面容可能会暴露出我尚未构想的其他恐惧。相反，我喜欢关注更安静的乘客，他们中的大多数通常都在阅读纸质书籍，这可能是一种缓解他们自我焦虑的认知疗法。就在这种充满焦虑的心境下，我遇到了一个人，他的那本书为我现在的手稿提供了灵感,那本书由约翰·布罗克曼主编,书名为——《忧从何来》。

正如这位广受好评的作者约翰·布罗克曼所提出:《忧从何来》的主旨是请科学界的领军人物回答"不确定答案"的开放性问题,从而激发读者思考他们通常可能没有的想法。自然地,这本书引人入胜,大约有100位作者贡献了他们的思想,他们用短文的形式书写了这些领军人物各自的担忧与抉择。

碰巧阅读这本《忧从何来》的人是我的同事兼本书的共同编者**穆斯塔法·卡拉汉教授**。此次飞行是我们与诸多ESSKA(欧洲运动创伤、膝关节与关节镜学会)专家在亚洲进行巡讲的开始。众所周知,卡拉汉教授在巡讲中扮演的是主席或称为教父的角色。在接下来的三个星期里,他忙到几乎没有时间仔细看过这本书,这反而让我有机会能够品读此书。我读到的每一篇文章都发人深省,并为我们小组之间引人入胜地探讨关于我们自己的专业"骨科运动医学"的未来提供了灵感。**我们决定:我们需要自己写一本类似的书!**

骨科运动医学作为一门专业,内容是多种多样的。它由各种不同的专家、外科医生、物理治疗师、队医和专职卫生专业人员组成。由于与生物工程行业紧密相关,以及合作带来的巨大技术创新和发展,这一新兴专业也得到了指数级别的增长。因此,为了真实反映我们专业中所有相关人员的"担忧"或思考,我们不仅向经验丰富的骨科运动医学的外科医生提出了我们的问题,而且向所有参与我们领域的其他人提出了我们的问题。转述一首爱尔兰歌曲的内容,我们邀请了"年轻的、年老的、勇敢的和无所畏惧的人"来回答这个问题:骨科运动医学的未来——忧从何来?

正如您将读到的,《展望骨科运动医学——忧从何来?》一书是对骨科医生的担忧、恐惧和焦虑的剖析,本书的作者来自不同领域,包括骨科的资深专家、在职业生涯中迈出第一步的年轻医生、已经退休的开创运动医学领域的奠基人、医疗器械行业的领导者和世界知名科学家,等等。与通常会有很多共同作者的现代出版物不同，本书中的每篇文章都是由单个作者独自撰写。之所以这样征稿，是基于这样一个前提假设：每个人所处阶段都不一样，因此一位资深医师担心的不一定是他的低年资同事所担心的！

用他自己的话来说，约翰·布罗克曼认为："人们之所以担心，是因为我们天生就想预见未来；没有什么可以阻止我们担心，但科学可以教我们如何更合理地担心，以及何时停止担心。"虽然这可能是真的，但医学实践不仅仅是科学。要了解人类的情绪并减轻焦虑，我们还必须能够传达同理心和同情心。因此，下次您在手术操作前看到患者惊恐的眼神时，请握住他的手并让他放心。**毕竟，他即将放弃对自己命运的掌控，将自己交给一个完全陌生的却控制着他呼吸道的人，以及另一个蒙面的正挥舞着高速转动摆锯的陌生人。但，这又有什么大不了的呢？**

（何金深　朱威宏　译）

缅怀 John Feagin

Brian M. Devitt

始于实干，勇攀高峰，终成传奇！

本书的序言本应由约翰·费金亲自书写，但非常不幸，他未能等到本书完稿就已离世。他不仅是骨科运动医学领域的先驱之一，更是我的挚友和恩师。全球几代骨科人都是他的学生，他们中有很多人也参与了本书的写作。

他全力支持本书的创作，并对本书提出的问题"展望骨科运动医学——忧从何来"饶有兴致。我和他分享过本书许多章节的内容，他对这些晚辈在字里行间透露的忧虑表达了关切。当我联系他希望他能书写序言时，我曾给他一个大纲，希望他能告诉我们，在骨科运动医学刚起步的年代，这一学科为何成为他毕生的事业。然而，我们现在只能通过他的职业历程来窥知一二。

出乎意料的是，这位极富远见的人之所以选择从医，却是因为视力不佳。他曾拼命想成为和他父亲一样的空军飞行员，为此，他成功考入西点军校。然而，他的视力没能达到飞行员的标准，失望的他没有停滞不前，毅然投身军旅。刚开始，他对自己的未来充满忧虑，未来之路一片黑暗，但逐渐，他发现了光明，决定要成为一名外科医生[1]。

他非常珍视军旅生涯中诊治创伤士兵的机会，然而，这需要非常全面的骨科知识，尤其是对膝关节软组织损伤的处理，因为这一类损伤在军队学员中非常普遍。在那个年代即便是高年资医师，对骨科的知识理论体系也非常匮乏；从软组织损伤机制、病理解剖到疾病诊断、分型以及恰当治疗，人们都缺乏透彻的了解。纵观他的一生，约翰都在孜孜不倦地填补这一领域的空白。

把问题分享出去才能解决问题

在认识到这项任务的艰巨性后，他明白这绝非是一个人能够解决的。约翰通过军队和其他途径找寻了同样面临这项艰巨任务的外科医生，共同全力完成了这项任务。他的成就可以从他的职务和称谓中得悉：美国骨科运动医学会（AOSSM）创始成员、国际膝关节评分委员会（IKDC）成员、前交叉韧带研究团队共同创始人、旅行奖学金资助计划共同创始人、备受尊敬的作者，等等，不一而足。然而，只关注他的成就并不能充分了解他，事实上，正是他的领导才能、坚定不移的信念，以及终身学习的能力，造就了这样一位骨科运动医学领域谦和与善良的引路人。

他的哲学理念极具包容性，他讨厌精英主义。他总是想方设法地吸收新鲜血液加入团队，同时提拔年轻医生，并鼓励他们以批判性思维来质疑传统理念。他认识到，作为新兴专业，孤岛心态将限制学科的发展，他坚定地促进和器械研发公司的合作，以拥抱和利用最新技术。

军旅生涯的经历，使得约翰即便离开军队后脚步仍不曾停歇。他的工作足迹遍布各地，他曾在怀俄明州杰克逊霍尔诊治过牛仔和滑雪者，在杜克大学培养过年轻有抱负的外科医生，无论在哪儿他都在工作中饱含同样的活力和热情。旅行奖学金资助计划是约翰引以为傲的成就，这一计划的实施也是他的价值观的体现。

旅行奖学金资助计划是由他和他亲密的朋友和同事(瑞典的埃希纳·埃里克森和瑞士的沃纳·穆勒)共同建立。它为 AOSSM(美国骨科运动医学会)和 ESSKA(欧洲运动创伤、膝关节外科、关节镜协会)的交流搭建了桥梁,通过交流,他们认为,尽管各国之间的治疗理念常常不同,但应体现骨科治疗中的人文关怀,公开和真诚地分享成功的案例,剖析和反思失败的案例,才能更好地推动这一领域的进步。他们的视界不断拓展,使得骨科运动医学世界变得越来越紧密,同时也越来越好。

那么,约翰对骨科运动医学有何展望?2014 年他在接受托克斯博士采访时表示,他大大低估了运动医学的潜力。即便是现在,我们仍然只处于冰山一角。当我坐下书写这些文字时,我仿佛看到约翰正面带微笑看着我,他的手紧紧抓住我的肩膀,用他那德州口音轻声细语说道:"最好的时代即将到来,最好的时代即将到来。"

谢谢您!约翰教授!谢谢您为我们提供的一切,以及那即将到来的一切。

(何金深　朱威宏　译)

参考文献

https://www.healio.com/orthopedics/sports-medicine/news/print/orthopedics-today/%7B8299a2f4-67c8-492f-9715-3658840ae903%7D/pioneer-john-a-feagin-jr-md

目　录

第一章

欲知平直，则必准绳
How Long Is a Piece of String?

Joanna M. Stephen

在骨科领域，诸子百家，百家争鸣，来自各个不同专家团队的理念往往主导着我们各自不同的临床决策。但有些理念往往缺乏强有力的科学证据，更难以支撑起它们的临床应用。因此，我们亟需有更好的武器来挑战这些个人理念或教条主义。运动医学领域的研究极其活跃，相关期刊如雨后春笋般创立，相关的论文更是被大量发表。这一极具魅力的学科，吸引了众多年轻有为、才华横溢的研究人员。尽管如此，个人理念仍然比科学论点更为普遍，造成这种情况的原因是运动医学明显缺乏稳健、客观的准绳，这也是我对运动医学能否继续前行的主要担忧。我坚信基础科学是学科发展的基石，并将提高骨科患者救治成功率，但这并未得到广泛的认可。

考虑到这一点，我的思绪回到了一部英国纪录片的画面，叙述者试图回答一个常用的英语问句——How long is a piece of string？（那根绳子有多长？）这一饶有趣味的措辞和反问，通常用于回答别人提出的没有确切答案的问题。叙述者将一段绳子带到众多的数学家和物理学家面前，询问他们是否能确定它的长度。这很快变得比最初的设定更为复杂，专家们必须就测量内容的确切定义达成一致。就绳子而言，长度是沿其中心

1

轴测量还是沿一条边测量？绳子的准确末端到底在哪里？绳子应该平放还是挂起来？在测量过程中，绳子需要被拉得有多直？这些问题中的每一个变量都将明显影响最终的测量结果，因此科学家们给予了应有的思考。此外，他们必须选择一个工具来执行测量。用尺子"目测"是显而易见的第一选择，但明显存在可能的人为误差。经过深思熟虑，他们选择在激光跟踪器上同时按下几个按钮，以确定绳子末端的三维位置，最终自动计算它的长度。这与手动测量相比，方法更简单、更快且误差将显著减少。这让我想到，激光测量应在骨科领域大有作为，然而令人疑惑的是，为什么我们不将这种技术应用于骨科领域的测量？这将消除人为误差并确保世界各地测量数据的客观性和一致性。

在骨科运动医学领域，我们每天都会测量一些指标：关节的松弛度、重建骨道的位置、骨骼或关节的力线等。在临床实践中最常见的仍然是用"眼球"或主观感觉来估算；然而，与绳子的测量一样，这些指标的每次测量都会受到诸如是否负重、关节或骨骼影像学资料拍摄时的投照是否标准等变量的影响。要是能像测量那根绳子一样简单就好了——使用某种设备，点击两下，答案就会出现！但为什么不能呢？与激光测量绳类似，在数字时代，世界上广泛使用的某些工具能够使骨科测量更加精准，更具可重复性，而且更简单、更便宜和更快捷。如果这些工具可用，我们为什么不使用它们？我们又如何鼓励骨科研究的多学科协作？

在追求精准医学的时代，如果我们要加深对肌肉骨骼系统疾病的理解，就必须成功地利用现代技术。因此，我们需要使用可靠的测量设备和规范的操作步骤来进行更细致的研究。开发标准化、可重复性和高效率的客观测量必须是头等大事，特别是如果我们要比较来自世界各地的数据并建立推动运动医学进步所必需的大型数据库。显然，我们需要改变以论文数量来衡量个人或团队能力的风气，更多地关注研究成果的质量和有效性。我们需要形成开放和协作的研究氛围，积极寻求和欢迎来自其他领域的科学家与我们一起工作，并鼓励他们贡献他们独特的知识和技能来改进我们的工作。基金的评审与资助委员会必须认识到，制定客观的准绳是一项至关重要且非常值得的长期投资。这一切都将成为可能，事实上其中一些变化已经在发生。因此，我认为，对于运动医学领域，我最大的担忧也代表着运动医学最大的挑战和机遇。成为一名科学家是这一伟大时代赋予我们的使命。

最后，那根绳子有多长？这要看情况：欲知平直，则必准绳！

（何金深 译）

第二章

归纳逻辑思维左右决策的现象令人忧虑

I Worry that Informal Logic Will Take Over from Formal Logic

Mustafa Karahan

我们在医疗工作中需要不断地做出决策,然后将这些决策付诸临床实践。作为我们运动医学医师的执业核心,无论是对中年人的退行性半月板撕裂治疗,还是对青少年运动员首次肩关节脱位治疗,我们都在日复一日地从所有可用的方案中选择最合乎逻辑的最优治疗方案。

合理的逻辑是正确推理的保障。然而,逻辑形式存在许多种类:形式逻辑是确定结论有效性或无效性的经典系统,一般由两个或两个以上的陈述所导出;非形式逻辑是指在正常设定之外的逻辑原则,它通常被认为是形式逻辑的替代,也常被称为归纳逻辑。基于非形式/归纳逻辑的推理得出的结论可以从相关证据中来推断、放大或概括,但归纳推理容易产生谬误,这在日常生活和临床实践中是十分常见的。诸如我们在临床工作中可能遇到的归纳逻辑的常见实例和点评如下。

(1)他不是一个好的外科医生,因为他没有发表什么文章。

●反对他人(**Ad homeem**,拉丁语):基于无关的理由攻击他人。

(2)这不可能是真的,我从没见过这样的例子。

●无知论证:声称某事不可能是真的,仅仅因为从未经历过。

(3)富血小板血浆 PRP 是首选,因为它最近非常流行。

- **从众思维**：流行并不一定意味着比其他东西更好、更安全或更真实。

（4）在所有肩袖撕裂的病例中，我都对肱二头肌肌腱进行了切断。我相信我是对的，因为没有人证明我错了。

- **问题提出**：如果某人没有错，那么其必须定义正确，但不一定是描述者。

（5）德维特医生是一位伟大的外科医生，因为他在手术中非常挑剔。

- **循环推理**：第二句话并不能真正解释为什么德维特医生如此伟大。

（6）史密斯教授是个好人，我应该在他的诊所申请进修学习。

- **情感诉求**：将理由主要或完全建立在情感基础上。

（7）关节镜下清创术对肩部有效，因此它对膝关节疾病应该也有效。

- **错误类比**：比较两个并不完全相似的事物。

（8）对于膝内侧间室骨关节炎，应选择关节镜下清创或内侧人工单髁关节置换。

- **错误困境**：错误困境包括在可能有其他选择的情况下，只坚持两种选择。

（9）我不对肩关节进行关节镜手术，因为出血影响视野。

- **草率概括**：在证据不足的情况下进行跳跃性的归纳总结。

（10）我的病人在关节镜下半月板切除术后发展为反射性交感神经营养不良。半月板缺失导致反射性交感神经营养不良。

- **事后谬误**：认为因事件 B 发生在事件 A 之后，所以 A 一定导致了 B。这不一定是真的；当然这也可能是真的，但因果关系必须得到证明，而不仅仅是假设。

（11）如果你对初次肩关节脱位进行手术稳定，那么可能会损伤软骨，引起感染，并导致严重继发性骨关节炎。

- **滑坡效应**：将逻辑链延伸到合理可接受的范围之外。

（12）因为手术难度极大，我是本区域唯一能做前交叉韧带翻修手术的医生。

● **稻草假人**：结论有引导患者排斥其他个人或团队治疗嫌疑，并且是基于夸张的或扭曲的描述。

循证医学的逻辑局限性在于临床决策，因其完全基于所谓的"最佳证据"，而不是使用归纳逻辑思维进行推理。然而，由于在回答一个具体的临床问题时，并不总是能够全面考虑到所有可能的因素，因而医疗决策总是需要归纳推理。在这样做的时候，一个人不应该被简单而普通的思想所轻易说服，因为这往往会使我们偏离真理。

（石坚　译）

第三章

我才是污染的制造者
It's Not You, It's Me

Fiachra Rowan

　　我有幸能在大西洋沿岸的城市生活和工作。周末我通常在海边度过，但回家的时候，我和我的孩子们会经常带走一堆被冲刷上岸的塑料垃圾。我曾经对他人以这种方式污染地球感到绝望，但后来我意识到自己也好不到哪里去。我认为自己具有环保意识：很少购买瓶装水，重复使用咖啡塑料杯，也从不使用塑料袋。但是当我在手术室中打开一次性的、包装好的手术服和手套时，我变得跟其他人一样了。一台常规的内侧髌骨韧带重建手术、前交叉韧带重建甚至软骨修复手术产生的医疗垃圾至少要装满三个垃圾袋。虽然其中一部分可回收利用，但关节置换手术产生的废物 20%~70%是有害的，这些废物将被焚化或填埋，最终进入食物链[1, 2]。

　　当我比较关节镜和膝关节置换术之间的植入物重量与包装物重量的比值时，发现更具侵入性的关节置换手术反而产生的垃圾更少。当然，这与合金金属和塑料的重量差别有关，但是不容置疑的是外科手术方面的进步已经对环境产生了影响。灭菌技术的改进提高了器械的使用寿命和无菌性，但为了适应这种技术的提升，无菌包装变得轻盈而膨大。市场领先的界面螺钉或半月板修复系统无疑已经彻底改变了膝关节手术效果和患者预后，但是现在该回到原点。髋关节镜检查产生的废物约 9 kg，而全膝关节置换术为 15 kg，也因此生产了大量垃圾袋，其中只有 7%可以回收[2,3]。我们需要减少材料使用或提高重复使用率，而不是依赖回收。

一次性物品使用的支持者通常过多强调去污、消毒和重新包装所消耗的能源，但是可以通过使用可再生能源、再生水系统和回收材料来减少能源消耗。近年回收利用行业的进步有目共睹，但回收行业也是一个产业，该产业也消耗能源并产生废物。塑料生产行业本身占世界年度石油和天然气消耗的8%。我们应该减少塑料的使用，或设法重复利用材料，不能再指望其他国家对我们产生的垃圾进行回收利用。可生物降解的"塑料"也无法提供答案。这些材料通常是用植物制成的，而植物资源正受到全球气候变化和西方国家过度消耗的影响。

我担心的是手术制造的医疗垃圾。当然，我也担心自己的手术做得怎么样以及患者恢复如何，但不可否认我同时也是一个外科手术垃圾制造者，我担心人们对这方面缺乏关注且不会做太多努力去改善。欧盟最近颁布的《医疗器械法规》（2017）加强了制造过程中使用有害物质的立法，但似乎并未提到改进手术医疗器械的包装和一次性材料的使用[4]。我们需要记住，地球是需要我们共同照顾的病人。

[唐琪（女）　译]

参考文献

［1］　Stall N M, Kagoma Y K, Bondy J N, et al. Surgical waste audit of 5 total knee arthroplasties［J］. Can J Surg, 2013, 56(2)：97-102.

［2］　Lee R J, Mears S C. Reducing and recycling in joint Arthroplasty［J］. J Arthroplast, 2012, 27(10)：1757-1760.

［3］　De S A D, Stephens K, Kuang M, et al. The direct environmental impact of hip arthroscopy for femoroacetabular impingement：a surgical waste audit of five cases［J］. J Hip Preserv Surg, 2016, 3(2)：132-137.

［4］　EUR-Lex-32017R0745-EN-EUR-Lex. https://eur-lex.europa.eu/legal-content/EN/TXT/? uri=CELEX：32017R0745.

第四章

我们是否会因为失去领导力而丢掉专业性？
Are We Losing Our Profession Through the loss of Leadership?

Dean C. Taylor

　　我尽量不担忧。正如我的导师吉姆·乌尔班尼亚克喜欢说的一句话："担忧是非理性的关心。"虽然我并不担忧，但我对运动医学的未来深表关心。我关心的是，许多医生回避成为我们这一专业领域伦理型领导（伦理型领导是通过角色示范和道德管理影响下属行为的领导风格）的责任；我关心的是，如果没有伦理型领导，我们将成为技术人员，失去提供人文关怀的能力，并将领导责任拱手让给行政管理者。

　　医疗保健领导力是为了患者和患者群体的利益而影响他人的能力。区分医疗保健领导力与其他领域领导力的核心原则是以患者为中心（图 4.1[1]）。有效的医疗保健领导力者所拥有的共性和能力品质包括高情商、批判性思维、团队合作精神、正直和无私的服务理念。

　　对运动医学医生来说，在医疗保健方面的有效领导力是必不可少的。运动医学正变得越来越复杂。在这个复杂的世界里，无所不能的医生"领袖"已不复存在。相反，这一领域的复杂性使得团队合作成为必然。医生可通过经验积累和教育培训成为这些团队的顺理成章的领导者。然而，我们经常推卸领导责任，或表现出无效或令人厌恶的领导行为。我敢肯定，想象一下，如果你或你的一位同事在一家管理不善的医院工作，你会不会失去工作的兴致。或者有一段时间因为你对团队成员的不尊重，亦可扰乱团队的氛围和士气。经过再三考虑，你可能以为在那一刻所谓的问题已经解决，由于不信任和团队的合作破裂，这些不恰当的行为会造成长期不良影响。

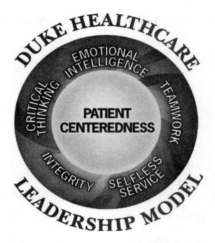

图 4.1　杜克大学医疗保健领导力模式[1]

我关心的是，我们没有刻意强调有效的伦理型领导能力，而是在塑造更受私利驱使的行为。这种行为常常是无意的，这往往是自我意识低下和自我管理不善的结果，是情商不足的反映，也就是缺乏洞察力和批判性思维的能力。

例如，在骨科生物制剂领域，资深的研究人员已经发现了具有巨大治疗前景的生物制剂（如富血小板血浆 PRP、干细胞等）。但对这些治疗（骨科生物制剂）的严谨性的研究却较为匮乏，一些人积极推销这些尚处研究中的骨科生物制剂疗法，并从中获利丰厚。尽管这种行为并不普遍，但它正在蔓延，那些没有参与的学者也没有积极质疑它。我们的专业组织也没有质疑这种行为，而是允许其提供培训服务并推广新疗法。这些新兴疗法常常因商业资本的参与而被大力推广，然而我们应该回忆一下，推广者在学术会议中常常只花1~2秒钟展示哪些商业资本参与其中。归根结底，我们缺乏敏锐的领导力，这可能导致将来公众越来越认为运动医学是小商小贩和江湖骗子的伎俩，只为盈利而对病人漠不关心？尽管这种可怕的看法可能并不反映医生尝试用他们所相信的最新治疗方法帮助病人的现实，但这种看法是真实的，而且这种看法会导致后果。事实上，这些后果是由于我们缺乏有效的专业领导力而导致的监管力度和执业自主权的丧失造成的。

我们该如何消除这种担忧？就个人而言，我们每个人都必须承担成为高效的伦理型领导的责任。**我们必须展现领导的第一准则（以身作则），我们必须不断学习成为更好的领导者，就像我们不断学习成为技术更好的外科医生一样。**

在组织上，ISAKOS和所有专业协会组织必须努力工作并坚定地致力于领导力教育和支持伦理型领导能力文化的推广。正如我们强调外科技术教育一样，我们需要有意识地强调有关领导力的培训服务，如团队合作和情商培养，这将有助于更好地诊治患者。我们要创造以患者为中心的文化，提倡无私奉献并保持清正廉洁。

我们都需要成为有效率、有道德的运动医学领导者。**如果我们没有做到，那么我们将成为被行政管理者管理的技术人员，我最担忧的事情也将会变为现实——运动医学的专业性将不复存在。**

（朱威宏　译）

参考文献

Hargett C W, Doty J P, Hauck J N, et al. Developing a model for effective leadership in healthcare: a concept mapping approach[J]. J Healthc Leadersh, 2017, (9): 69-78.

第五章

大数据：是革命还是并发症？

BIG DATA: Revolution or Complication?

Etienne Cavaignac

当我收到 ISAKOS 的邀请邮件时，我的第一反应是想起法国卡通英雄阿斯特里克斯的名言，"高卢人只有一个恐惧：明天天是否会塌下来"。虽然我从不担心天会塌下来，但我确实担心大数据可能会给运动医学带来不利影响。大数据是指大量的数据和相关分析。

确实，现代通信、存储和计算技术使数据分析领域取得了巨大的进步。不像从前只能筛选一组研究对象来进行分析，现在可以在族群水平上分析数据。这种模式的分析方法被称为大数据分析。本章只关注大数据分析本身，不涉及与分析和预测行为相关的伦理问题或后果。

首先，数据的爆炸式增长带来了一个问题——相关性。哪些数据与我们临床医生相关？我的老师经常告诫我们，在航空制造中需要精度为 1/10 毫米的材料，但在石材建筑中该级别的精度并没有必要。任何分析的最终目的必须要服务前沿科学，而不是仅仅看使用了什么方法。与评估方法的数量相比，评估结果的质量更为重要。遗憾的是，目前对结果质量的定义尚有争议——结果质量取决于我们要研究什么。尽管是否与临床相关是关键，但什么叫临床相关大家的理解都不一样。

运动医学需要我们知道什么？在我看来，唯一相关的结果就是患者满意度。功能性评分只是期待标准化的徒劳尝试，其他客观化的评分也不能反映治疗的成功。**患者满意度受多种因素影响，最主要的是是否满足患者的愿望，包括对其他治疗方式的理解，患者本身的期望值和实际的效果，而不是一张长长的评分表。**正因为患者满意度包含多个因素，所以它是一个综合评估。不幸的是，在族群这个大数据水平上，想要标准化衡量患者满意度目前难以达到。不过，拥有一个满意的患者就意味着该医疗团队的治疗康复效果已经达标。

其次，是否应该分析目前所有的可用数据。一项研究应该根据相应的结果来证明或否定一个猜想假设。通过收集所有数据，确定哪些变量具有统计学差异（p 值<0.05）。在我作为临床科学家的职业生涯早期，请了一个年轻的医学统计学专家帮我分析相关结果，几天以后，他打电话告诉我他最重要的发现是入组时年龄最大的患者在末次随访时死亡的可能性最大！该结果统计学上无可挑剔，但与临床相关性不大。统计分析是工具，不是目的。我们使用统计分析来证明或否定一个假设发生错误的概率大小，以避免该假设发生假阳性或假阴性的错误。

通过广泛分析大数据集，我们可以更好地理解观察到的现象。由于大数据分析使我们获得的数据越来越多，这些数据可能本身就是通过统计分析产生的，因此我们分析得越多，越有可能获得一些不正确的结果。分析的目的是确保我们始终走在研究的前沿，想要得到有效的答案，我们必须提出一个科学的研究假设。尽管技术在不断改变，但传统的研究方法不能随意放弃。仅有数量是不够的，我们还需要更好的质量和相关性。

（黄添隆　译）

第六章

厂家的影响
The Influence of Industry

Peter T. Myers

在我的临床工作中修复了许多撕裂的半月板，我在这一行一直做了30年。我使用的是20世纪90年代初购买的一种缝线穿梭系统，直到现在我仍在使用。看到我使用这个简单系统的住院医师、专科医师和进修外科医生都想知道他们如何也能拥有一个。我估计他们不能拥有了，因为制造它的公司早已不存在了，我觉得只有我还有地球上剩下的最后一批针。这是一个坚固的、可消毒重复使用的系统。我们有一些器械厂家制造的替代品，但不如原来的好用。我曾经请求有名的骨科公司制作该系统，答复非常简单："如果不是一次性使用，我们不感兴趣。"生产这种系统的成本低于两个一次性使用的全内装置；因此，尽管它比更有利可图的全内器械具有更容易使用、更准确、更通用、更成功等优势，厂家仍然不愿意去生产。**这让我担忧的不是厂家的贪婪，而是费用和患者的治疗效果。**

在我们获取新知识的过程中，有多少是产业导向的？如有厂家资助的(部分或全部)教科书、期刊、研究项目、研究奖学金、会议、讲座、访问专家、观察项目和其他的一些东西。作为外科医生，我们非常感谢厂家和机构对我们会议和其他项目的支持。实际上，也正是因为 ISAKOS 的支持，这本书的出版才成为可能。这使我担忧，是不是不带商业目的的有意义的辩论和学术讨论会变得越来越困难。

新技术包括技术、仪器、器械、植入物或偶尔一项真正的新技术——很少由学术团体、协会或无偏见的会议介绍到骨科领域。更常见的是一种"技术"被开发出来，为它找到了一种用途，然后基于这种用途开发一个基本原理，再由一个忠诚于特定公司的外科医生提出并作为一个"关键意见领袖"。通常在远早于有证据表明它比以前的产品更好使用时，这种新产品就被推广和应用于患者。新技术的引入往往基于不可靠的科学依据，或者仅仅是为了与其他成功的方法分享市场份额。新技术是否真的更好需要多年的使用和研究来证实。**我担忧的不是厂家商业性地侵入医疗的行为，而是担心患者因使用未被验证的"新"技术而遭殃。**

除了这些之外，还存在一些不怎么受欢迎的老技术。这些技术通常被暗示（或实际上）效果差、并发症频发、成本高或技术难度大，且默认新技术将优于老技术。许多老牌技术在与被广泛推广的最新技术的赛跑中被抛弃。新技术经常涉及一次性使用耗材，这些是医疗费用高昂的主要原因，但却是厂家的主要推动力，然而这些却并未证实能改善患者预后。

很多计算机技术被应用于外科手术，包括多种形式的计算机导航、图像衍生仪器和机器人。到底是什么推动了这一趋势？是临床需要吗？是我们目前的手术疗效如此之差以至于必须创造一个改进系统？当然不是！然而，计算机技术被宣传为"尖端的""个体化的"的技术，并易于被很多人认为会更好。这些系统的开销由医院、保险和医疗系统承担，而不是骨科器械行业，这样将原本手术所需的花费过多地用于仪器成本。如果对患者预后没有显著的改善，这种大规模的成本增加不会带来任何好处。这让我担忧，因为最终这种没有临床收益的成本增加在医保资金方面是不可持续的。

　　这并不是说创新不受欢迎。事实上，我们已经看到创新所带来的巨大进步并造福于患者，而这些进步中，如果没有尝试变革和厂家的支持是不可能实现的。**我们必须承担起为我们的患者谋求福利的责任，而不是仅仅为了新技术而采用它。要警惕那些没有充分临床证据和疗效而被大力推广的技术。**

（肖文峰　译）

第七章

我们正在扼杀创新吗？

Are We Stifling Innovation?

Laurence D. Higgins

很多我们所谓的管理都是在给人们增加工作难度。

——皮特·德鲁克

在所谓的提高效率、增加可用性和提高价值（扭曲所谓的"成本曲线"）等口号下，医保系统间的强强联合对具有颠覆性和成本效应的创新技术形成了致命威胁。这种对创新的破坏最终会妨碍人们做更多正确的事情，而不是更有效地避免做错误的事情。以医院为基础的医生就业模式的巨大转变限制了医生参与竞争性企业，很大程度上抑制了与企业的合作，抑制了自由贸易，并直接抑制了创新。此外，集中采购组织（GPOs）通过限制自由贸易和人为设置市场准入壁垒，进一步削弱了创新。独特的国会豁免反回扣法规允许制造商向 GPOs 提供"管理费用"（通常被描述为反对者的回扣），旨在阻止产品竞争。我们认为，我们只有做到注重成果、培养质疑精神、倡导团队协作、建立良性激励机制、鼓励体制改革等，医疗系统才可以在做到压缩成本的同时更有效地提供医疗服务。

以"就业"为导向的医保模式的转变本身并不一定会妨碍创新。可以确定的是，在过去的 35 年里，非医生医疗管理人员数量的增长速度大于医生数量的增长速度(管理人员增长 3200%，医生增长 150%)，这限制了医生参与管理、创新和优化医疗服务的机会。2017 年，医院并购交易数达到了破纪录的 115 笔(其中超过 30 笔交易的价值超过 10 亿美元)，并在 2018 年同比增长 15%。因此，随着大型医疗保健集团的发展，许多医疗集团对保险公司和咨询医师具有市场支配力，导致了医生直接雇佣模式的巨大转变。在过去 5 年里，私人医生或医生集团模式从 48% 下降到 31%，降幅惊人，达到了 17%。2002 年，新的骨科医师毕业生成为大型医院或医疗集团雇员的比例为 14%，而 2012 年为 41%。这种直接雇佣模式往往严重限制或完全扼杀医疗的财政支出，进一步阻碍创新。年度医生职业调查显示，越来越多的医生对官僚主义和医患关系的环境感到不满，有 50% 以上的医生认为医院和医生之间的关系是负面的。这样的环境阻止或抑制了行业的创新发展和价值的创造，并可能让人变得消极冷漠和维持现状，而这最终对患者的诊治是有害的。

由于医院系统的规模增大和竞争的减少，医院系统的整合和医生的雇用已被证明提高了卫生系统的议价能力，但对创新更大的威胁可能是 GPOs 在当前市场中享有的权力和保护。Vizient 是最大的 GPOs，控制了所有医疗用品支出的 30%，而四个最大的 GPOs 共占所有医疗用品支出的 90%。如果这一过程具有竞争性，医院支出的总额肯定会降低，但目前全球 GPOs 的结构不支持竞争，因此扼杀了创新。简单地说，GPOs 不受反回扣立法的限制，并普遍向医疗供应公司收取"管理费"，将费用直接转嫁给消费者，而且还寻求并对唯一来源关系收取"溢价"费用，限制选择，提高成本，反对竞争，阻止拥有创新产品的小公司在市场上竞争。这种人为的供应链限制导致了药物和供应短缺(在许多情况下，无菌生理盐水只能从波多黎各的百特公司采购，该公司遭受了飓风玛丽亚的灾难性破坏)，这可能会对患者的诊治产生负面影响。约翰·霍普金斯大学最近的一份分析报告揭露了 GPOs 的反创新行为，这种行为阻止了迈心诺

（Masimo）公司新的脉搏血氧计进入市场，因为泰科国际以高额管理费用的形式向 GPOs 支付了市场专销费。

　　创新应该是我们控制医疗成本、改进流程和减少可变性的战略核心。我们必须积极评估我们的环境，以确保我们调整了我们的结构和激励机制，以促进一个致力于确保我们正在做更多正确事情的自由市场的形成。**最终，我们有责任将焦点转回到创造一种环境，在这种环境中，成功是由我们为患者提供的价值来衡量的。**

（高曙光　译）

第八章

不要让自己的生活陷入困境：保持热情！

Don't Get Dragged into the Gloom：Keep the Flame！

Niek Van Dijk

作为骨科医生，我们要为患者的福祉而奋斗。但是我们自己的利益呢？如果我们自己正处于水深火热之中，我们也就无法为患者服务。在 *ISAKOS* 杂志上，我提到了这个问题[1]。下面这些数字令人担忧：

——外科医生的饮酒频率要高于普通人（我们这个职业有 10% 以上的人是"重度饮酒者"）[2, 3]。

——外科医生劳累过度人数惊人（根据最新报告，这个比例为 50%）[4]。

——外科医生离婚率要高于普通人（高出 15%）[5, 6]。

——老年外科医生有更多的健康问题，包括抑郁（50 岁以上的老年外科医生中，这个比例为 50%）[7]。

——外科医生有自杀念头的时刻要多于普通人[4, 8]。

——外科医生认为他们的工作场所相比其他职业更"不健康"[8]。

正如你所想，不同文化之间这种情况会有所不同。中国医生忧虑的是工资不足（45% 的人准备辞职）[9]。美国医生担心的是遭到患者的诉讼（42% 的人因渎职被患者起诉）[10]。私人诊所中这些情况还要略差于学术机构(劳累过度为 43% vs 38%,抑郁为 33% vs 28%,自杀情绪为 7% vs 4%,职业满意度也是如此)[8]。总的来说,这个趋势看起来不太好[11]。

但是这是为什么呢？很明显,我们外科医生工作时间很长,好像我们总是在"值班"。19 世纪,每个人都在较差的环境下工作较长的时间。但他们只是在"按部就班",因为他们别无选择。现代学者、企业家和个体户也会长时间工作,但他们不像我们一样酗酒或情绪崩溃。

很明显,我们的工作和地位一直在变化。在我早期的职业生涯中,我只在文书上花费 6% 的时间,那时人们将外科医生视为上帝,我们也不会遭受患者的指责。而如今外科医生平均需要在"文书"上花费 44% 的时间,并且越来越被患者当作"好捏的软柿子"。

但这些都不是真正的问题。我们要明白,外科医生的工作艰难且形式特殊。我们中的大多数都会遭遇疾病和衰老,我们要处理交通事故、工伤,还有现代生活中的突发暴力事件。在这方面,我们就像军队一样,要如例行公事般处理生死问题。这给我们带来了沉重的负担。

我们可以向军方学习,学习他们来之不易的智慧。丘吉尔的私人医生莫兰男爵认为,修复力、韧性或耐力是一种有限的资源,就像银行余额一样。每个人刚开始都有些资本,但一次又一次地支出或日复一日地辛苦付出会将这些资本消耗殆尽。当余额出现赤字时,我们得根据出现的症状做出诊断,并在病入膏肓之前采取行动。但是如果我们错过了征兆,健康的天平就会坍塌。

"你需要注意的是那些坚强、从来不紧张、总是保持平静的人。他们可能就是那个坐在办公桌后面,泪流满面的中年人。"[12]

简而言之,我们太过严于律己了。我们的工作很累,而且工作量巨大。在监督监管方面我们做得太少,但在满足官僚行为方面我们做得太多。我们要观察我们的同事,如果他们状态不好,我们需要让他们远离工作去放松休息和娱乐[13]。军方也知道,体育是最好的娱乐形式。如果我们及时意识到这一点，我们就可以拯救他们。否则，他们会崩溃。他们会转而酗酒或吸毒，或者憎恶自己。

我们除了观察这种崩溃征兆以外，还可以做其他事情。我们可以向领导和政府反映，外科医生的工作很艰辛，而且较为独特。他们必须要意识到这一点，并停止对我们的剥削。

飞行员和卡车司机的工作时间受到监控，以确保他们得到休息。如果保险公司能证明飞行员和卡车司机的工作时间未受到监控，他们会拒绝赔付。那么为什么外科医生工作时间不能被监控，不被阻止过度工作呢？这只需要一些简单的规则就能办到。为什么我们总是会在为时已晚的时候忍受诉讼，然后被恶贯满盈的"恶讼师"起诉？

至于酒精和毒品，不仅仅是飞行员、火车司机或化工厂工人需要接受检测。在科幻电影《千钧一发》中，航天局的员工无论何时进入工作区都会自动接受测试。电影中有一个旋转栅门采集微量血样，检查他们的身份和健康状况。

应该有可能存在这样一种方法，能通过监测人体各激素是否平衡和生物标志物浓度来检测我们自己是否处于疲惫状态——无论如何这从理论上是可行的。[14]

在政府介入之前，我们外科医生需要自己解决这个问题。我们需要承认有问题存在，我们有能力自己解决它，这已经使我们领先政府两步。

同时，你该如何保持能胜任工作的状态？

雇佣一个工作助理来减轻你的文书工作[15]。规划你的工作时间，让你在"随叫随到"之后有一天的空闲时间，每周最多只能有两个随叫随到的夜晚[16, 17]。把你宝贵的时间花在运动上。以缓慢或匀速的方式，每周慢跑2.5小时，这对于男性而言会将预期寿命增加6.2岁，女性会增加5.6岁[18]。腾出时间用心倾听患者的心声，去了解他们内心的需求，以及他们存在的问题。如果你对你的患者好，他们也会对你好。最后，保持热情！如果你做的事情有闪光点、幽默且快乐，那么你就足够安全了。但是，如果你在黑暗中拖行，那么你已经有麻烦了。你的资本开始出现赤字。

（曲峰　译）

参考文献

[1]　Van Dijk CN. Are we surgeons finding it all too much? Dealing with the pressures of our profession.［J］JISAKOS, 2018, 3(3)：125-127.

[2]　McAulliffe W, Rohman M, Breer P, et al. Alcohol use and abuse in random samples of physicians and medical students［J］. Am J Public Health, 1991, 2(81)：177-182.

[3]　Oreskovich M R, Kaups K L, Balch C M, et al. Prevalence of alcohol use disorders among American surgeons［J］. Arch Surg, 2012 (147)：168-174.

[4]　Dimou F M, Eckelbarger D, Riall T S, et al. Surgeon burnout：a systematic review［J］. J Am Coll Surg, 2016 (222)：1230-1239.

[5]　Rollman B L, Mead L A, Wang N Y, et al. Medical specialty and the incidence of divorce［J］. N Engl J Med, 1997, 336：800-803.

[6]　Dyrbye L N, Shanafelt T D, Balch C M, et al. Relationship between work - home conflicts and burnout among American surgeons［J］. Arch Surg, 2011, 146：211-217.

[7]　McHenry C R. In search of balance：a successful career, health, and family［J］. Am J Surg, 2007, 193(3)：293-297.

[8]　Balch C M, Shanafelt T D, Sloan J A, et al. Distress and career satisfaction among 14 surgical specialties, comparing academic and private practice settings［J］. Ann Surg, 2011, 254(1)：558-568.

[9]　Zhang Y, Feng X. The relationship between job satisfaction, burnout, and turnover intention among physicians from urban state - owned medical institutions in Hubei, China：a cross-sectional study［J］. BMC Health Serv Res, 2011, 11：235.

[10]　Balch C M, Oreskovich M R, Dyrbye L N, et al. Personal consequences of malpractice lawsuits on American surgeons［J］. J Am Coll Surg, 2011, 213(2)：657-667.

［11］ Elton C. The Telegraph UK March 11, 2018. https：//www. telegraph. co. uk/health-fitness/mind/depression-burn-trauma-exhaustion-inside-minds-doctors/.

［12］ Moran L J. The anatomy of courage［M］. London：Hachette UK, 1945.

［13］ Schnohr P, O'Keefe J H, Marott JL, et al. Dose of jogging and long-term mortality：the Copenhagen City Heart Study［J］. J Am Coll Cardiol, A 2015, 65（5）：411-419.

［14］ Gattaca, the movie. Direction Andrew Niccol. 1997. https：//www. youtube. com/watch？v=q-loBxmnbl0.

［15］ Shultz C G, Holmstrom H L. The use of medical scribes in health care settings：a systematic review and future directions［J/OL］. J Am Board Fam Med, 2015, 28（3）：371-381. https：//doi. org/10. 3122/jabfm. 2015. 03. 140224.

［16］ Shanafelt T D, Balch C M, Bechamps G J, et al. Burnout and career satisfaction among American surgeons［J/OL］. Ann Surg, 2009, 250（3）：463-471. https：//doi. org/10. 1097/SLA. 0b013e3181ac4dfd.

［17］ Nicol A M, Botterill J S. On-call work and health：a review［J/OL］. Environ Health, 2004, 3：15. https：//doi. org/10. 1186/1476-069X-3-15.

［18］ Schnohr P, Marott J L, Lange P, et al. Longevity in male and female joggers：the Copenhagen City heart study［J/OL］. Am J Epidemiol, 2013, 177（7）：683-689. https：//doi. org/10. 1093/aje/kws301.

第九章

伪科学与迷途

Pseudoscience and False Avenues

Fares S. Haddad

　　随着人们交流变得越来越便捷，世界变得越来越小，互联网和社交媒体无时不支配着我们，这一切都使得医生及医生所治疗的运动员面临着与日俱增的压力。我们前行的最大风险是谣言、营销、冲突和既得利益，这些将蒙蔽住真正的科学——真正可帮助运动员、保障运动员出色表现的是科学。

　　人们对于战绩和成功的关注变得越来越强烈。运动员的竞技水准比以前更高，更快，更强。这也迫使运动员从很小的时候就开始承受着训练和竞技的双重压力。当运动员竞技水平达到高水准时，他们运动的能量和碰撞随之而来会到达一个临界点，进而可能超过人体组织的正常耐受极限，造成运动损伤。

　　我们可能正在迈进一个合法的、抑或有时不合法的不知该何去何从的阶段，即为了让运动员获得力量与速度的提升，不惜损害他年轻的健康体格。与此同时，人们为了提高运动成绩，常在法律和道德的边缘徘徊。应对伤病迅速增加的压力时，这种情况还会持续下去。我们很可能会被迫为运动员寻找和采用新的未经证实的不符合循证医学的干预和治疗措施。

　　一方面，这么做的好处可能将实现快速康复的技术革新，从而有助于全球体育界。另一方面，这会毁掉一群年轻的运动员——一群将不成熟治疗的危险性置之脑后的疯狂患者。

　　未来十年或二十年最大的危险就是伪科学的蔓延：当我们需要做些什么事情的时候，做一些新事务的时候，做一些与别人提供的策略不同的事情的时候，它会引领我们误入迷途，甚至欣然地接纳伪科学。在某种程度上，这已经成为现实，如生物干细胞治疗技术，这一伪科学在全球被广泛使用，虽然它已被证实疗效有限，甚至在很多时候是无效的。我的整个职业生涯都充斥着各种形式的 PRP（富血小板血浆）或其他关节注射制剂，同时也有诸多存在争议的非手术策略和手术策略。与此同时，这些不同的策略却有着诸多坚定的支持者或为其背书的权威专家。

　　事实上，我们经常未能触及科学的真相，对于运动员来说，高等级证据的临床研究所要求的"随机化"分组对照是困难的，在某些情况下，组间的"一致性"也很难达到。此外，除非我们真的后退一步，收集全面而有力的数据，让我们自己和我们的运动员接受真正的科学审查，并且使安全高于经济利益，否则很可能将继续对运动员造成伤害。

　　危险就在于，由权威专家背书的先进治疗技术可能是伪科学的应用，却对医生和运动员显示出极强吸引力。因为运动员常常被要求有完美的高水平竞技表现。如若不改变，这种伪科学的吸引力将持续存在，甚至与日俱增。

　　骨科运动医学正处于一个非常有趣的时期。我们的专业发展以指数形式增长。我们面对着全世界越来越多的被不同治疗策略和信息所迷惑的运动员，我们也面对着诸多关于训练和赛场的数据，在这里，我们应该进行非常仔细地、批判性分析，从而形成一个真正的没有利益冲突的证据基础。我们应该质疑权威，因为很多结论是建立在一家之言和伪科学的基础上的；我们应该关注脆弱的青少年运动员，因为他们可能比以前接受治疗的运动员更不堪。但总有一些技术或理念存在于我们的临床实践中，这些技术理念由权威专家所推广，并有着所谓的良好的随访结果。专家们钟情于这一技术或理念。为了形成共识，这些技术或理念有可能是正确的，但也有可能是错误的，尤其是当我们回顾历史时，发现这些治疗技术的兴起和衰落总是惊人的相似，我们必须对应用于我们运动员的这些干预措施慎之又慎。

简而言之，危险在于我们会让运动员承受更多、更大的压力，抑或所施加的重量，使得他们的骨骼无法承受。当他们年轻的时候，当他们的骨骼还不成熟的时候，我们施加过多的压力迫使他们表现得更好，会对他们造成进一步的损伤，尤其是在他们脆弱或受伤时为了取得短期或长期竞技表现而施加的不当治疗策略时。

骨科运动医学尚未从一门技艺过渡到一门科学。我们不能被一种假象所蒙蔽，在未来二十年间，引进和应用真正的科学方法至关重要。如若不然，我们可能生活在一个乌托邦，使得我们所服务的运动员失望。

（徐大启　译）

第十章

我们最好现在就退出

We'd Better Quit Now

James H. Lubowitz

我们应该担忧骨科运动医学的未来吗?是的,我们应该。

首先,我必须承认得出这个结论是因为我容易忧虑且容易陷入焦虑与悲观(多亏编辑没有把我这神经质般的思想当玩笑)。虽然听起来很不吉利,但居安思危总是对的。如果我们可以预料到灾祸,那就可以趋利避害。鉴于此,我得快一点打字,以免万一发生地震。

所以"我们应该担忧骨科运动医学的未来吗?"这个问题很值得思考。然而,尽管我有疑虑,但我还是对我们这个领域的未来充满信心的。真的,根本就没有什么需要担心的,一切都会好的。等等,我们在和谁开玩笑呢?所有的事情都值得担心!我们应该焦虑!不需要任何想象力就能联想出末日般的结局,但首先,我们应该尝试趋利避害。

听!听听运动医学专家的观点:灾难迫在眉睫。我们每一个成就都来之不易,我们的道路充满荆棘。我们非骨科的"同事"(连术语都会用错的家伙),对我们这个偏门行业充满嫉妒,甚至这种嫉妒的氛围在我们骨科其他亚专科"朋友"(非运动医学专业)中也在逐渐发酵。职业疲倦在我们这个行业中司空见惯,因为我们已经把100%的精力贡献给了患者和学术。然而，官僚政客和管理人员却以"基于系统"为幌子使用效率低下的政策给每个人制造工作障碍。所有正直的从业者都认识到该系统是有缺陷的。但在极少数悲观主义者和不可知论者的口中甚至有谣言说根本没有所谓的系统。外科医生和科学家之间的竞争，以及机构和社会之间的竞争，威胁着我们最优秀和最聪明的人之间的合作。即使是在休息之后，自负和野心导致了我们教育工作者的举止情绪化，这份情绪令人遗憾地渗透入他们的信条，也渗入了他们欲盖弥彰的行为："看着我"。科技搞乱了我们的大脑，让我们任由那些会写代码的年轻亿万富翁摆布，而超负荷的信息则使我们心生逃避。生物治疗是不易被征服的现代普罗米修斯，而人工智能机器人将很快取代我们，也将取代我们的患者。

骨科运动医学的未来显然是黯淡的。到处都有前景堪忧的迹象，我们的年薪通常已减少到微不足道的六位数，虽然这至少使我们有了抱怨的理由，但却很难找到倾诉对象（除非把他锁起来，或使用强效的镇静剂）。我们的队伍越来越庞杂，如果不加限制，我们有一天可能会面临完全的异质性。我们的结果接近100%完美，但是我们仍感到慌乱、困惑和沮丧，因为无论我们多努力（无论我们在成长过程中接受了什么样的教育），我们似乎都无法做到绝对的完美。微创手术越来越普遍，并发症的发生率也越来越低，但这无疑损害了缝线和绷带制造商、伤口护理专家以及止痛药行业的利益。我们的研究进展超出了我们想象的边界，但这恰恰表明我们既无远见也无创造性。

最糟糕的是，骨科运动医学专家似乎总是会进步，但是随着我们越来越好，越来越聪明，我们冒着风险使患者变得如此健康，康复得如此出色，以至于我们可能成功地使自己不复存在。老实说，我们对疾病和损伤的预防，对提高医疗安全性和公众健康水平的热忱和努力将导致我们领域最终走向消亡。

骨科运动医学的前景黯淡。我们受欢迎，富裕、成功、聪慧、精力充

沛、精细、先进、悲悯、无私、独特,我们不断进步并为人类服务。如果我们现在不辞职,那么不可避免的是,我们可能会继续冒着风险使我们的世界变得更好。

所以,我们最好现在就退出。

（王梓力　周和诚　译）

第十一章

学术诚信与数据的"神性"
Academic Integrity and the God of Data

Nathan White

"我们相信上帝,其他人请拿出数据。"这句话通常被认为来自统计学家威廉·戴明[1],这句话恳请我们用数据证明我们的工作成果,而非依靠信任、意见和个人保证。但是,如果我们依赖的数据是错误的、误导性的或被误解的,那该怎么办呢?

我最近惊诧地发现,哈佛大学已经撤回了 31 篇与骨科运动医学间接相关的论文[2]。经过十多年的尝试,一位著名研究员的论文无法复现,被斥为造假。我想起了另一个例子,安德鲁·韦克菲尔德[3],他对我们社会中最脆弱的群体造成巨大损害,并滥用了医学界对他的信任。

幸运的是,我们的同事很少这么不诚实。然而,数据以开放性解释著称。一篇在 *Nature*[4] 上发表的研究论文中提道:29 个研究小组分析了相同的数据集,试图探明黑皮肤的橄榄球(足球)球员是否比那些皮肤颜色浅的球员得到更多的红牌。即使是一个看似简单明了的题目,不同团队对相同信息的解释方式也存在相当大的差异。即使在总体方案达成一致的团队中,他们选择的方法和最终发现的结果也有很大的差异。

论文一旦发表,不可靠的研究结果是很难耗费大量时间去验证其正确性的。错误的信息会传播到整个行业和更广泛的社区,与事实混淆,且真伪难辨。学术诚信的学者有可能在此基础上进行研究和发展。然而现在，比以往任何时候更有诱惑去盲目地开发新技术，让未经验证的新技术仓促面向大众。木已成舟，治疗已经开始，受试人员可能会面临失败。

显然，我们需要透明、高质量的数据来引导我们怎么做。然而，数据自己没有"神性"。或许，数据有类似希腊神话的神力，强大但多变，不完美和易错，并且它不会总是在那里指导我们。我们以清醒的头脑明智地对待它，并指挥它应该如何被解释和应用。同时，我们有责任确保将获得的有用的研究数据及时向临床医生和患者传达，但没有赘言或夸张。科研工作者不应该是总统竞选中的媒体顾问，但是为了让我们的行业蓬勃发展，我们的意见必须被听到。当代，我们该如何只用140个或更少字符高效并正直地表达复杂思想，难道是谁嗓门大谁获胜?

鉴于本章的开场白，我认为解决这些问题的办法主要在于学术诚信。数据是必不可少的，但它只是研究的支柱之一。一种新的治疗方法，已被证明正确，但除非它被信任，否则将永远不会发挥其潜力。临床医生对议程驱动的证据持谨慎态度，这有利于支持想法但不是阐明观点。同样，患者对医学研究中存在争议和偏见这一事实并不天真。我们的行为在科学范畴必须无可指责。我们必须诚信行事，培养学术诚信。

矛盾的证据偶尔会出现，治疗方法会随着时间而改变，这都是可以理解的，我们都希望结果会更好。当我们谨慎行事，就会避免事故。鉴于我们来之不易的数据的局限性，我们的职业仍然需要更多信任。这一点首先应该得到保护，因为尽管数据可以提供超越信任的证据，但它并不完美。没有学术诚信，我们只会故步自封，并只为自己立场说话。

（李拉　译）

参考文献

［1］ United States congress house committee on agriculture. Subcommittee on tobacco. Effect of smoking on nonsmokers: hearing before the subcommittee on tobacco ［M］. Washington: U. S. Government Printing Office, 1978.

［2］ Kolata G. Harvard calls for retraction of dozens of studies by noted cardiac researcher ［M］. New York: New York Times, 2018. https://www. nytimes. com/2018/10/15/ health/pieroanversa-fraud-retractions. html

［3］ The Lancet. Retraction: ileal lymphoid nodular hyperplasia, non-specific colitis, and pervasive developmental disorder in children［J］. Lancet, 2010, 375(9713): 445.

［4］ Silberzahn R, Uhlmann E L. Crowdsourced reseach: many hands make tight work［J/ OL］. Nature, 2015, 526(7572): 189-191. https://doi. org/10. 1038/526189a.

第十二章

研究经费：寻找平衡
Research Funding: Finding a Balance

Fernando Gómez Verdejo

在骨科运动医学领域，大家都急切地希望进行研究创新，以便对现有临床操作和运行系统进行改进，并最终促进患者的治疗和康复。但是只有意愿是不够的，研究创新需要大量的经费支持，以支付研究投入所需的人力、场所及设备费用。

目前的问题在于：能提供经费的甲方对研究重要性的理解不足，这也许是因为研究结果和收益很少是立竿见影的，甚至根本无利可图。在发展中国家或"新兴工业化国家"尤其如此，在这些国家中对于研究的激励措施具有特别重要的意义。

经费大致可以分为企业来源（横向课题）和政府来源（纵向课题）两类，两者对于资助研究项目的热情似乎有着越来越大的差距。在许多发展中国家的政府预算中，研究经费存在削减的趋势，当然这一缺口也得到了补充——以企业为基础的资助组织经常会介入。然而在这些企业资助的横向课题研究中，商业利益的需求可能会威胁到患者的利益。

企业资助研究的模式和发展趋势有其固有缺陷。近年来，在骨科等相关领域的多项研究中均发现，有商业资金参与的研究，相比公共组织或非营利性的政府基金资助的研究，有更强的倾向展示其阳性或者有效的结果。同样地，也有报道称当结果不符合资助者的预期或最佳利益时，他们会利用合同阻止或拖延相关研究结果的发表；更不用说那些，由于初步结果对资助者不利，正在进行的项目被完全停止的情况了。此外，目前的证据表明，在有利于企业的结果与结论上，公共资助项目的研究与私人资助的研究有显著区别。

虽然这些并不能证明每一个案例中都存在人为偏差，但是指出了现实存在的问题，在前面所述的公共和非营利政府基金几乎不存在时，就会形成一个局面，即最终成果可能不利于我们患者的利益，而主要惠及商业组织或其他一些企业组织。

在某些情况下，来源于企业的研究资金可能完全超过政府公共资助，因为对于政府机构来说，将资金用到能立刻产生结果的项目上更具吸引力。这在发展中国家情况尤为突出。企业资助的研究有时会产生人为偏差，可能会对这些地区的患者造成可怕的后果。

把私人资金当作发展高新技术的支柱，这是不明智的行为。在新兴工业化地区的政府机构和非营利性组织运作中，它只应该被看作是一个平衡或者补充因素。

最后，我们可以从发达国家倡议的项目中学到更多东西。例如，公共资助项目的国家和地区联合登记制度的实施，主要影响了关节置换技术领域，也被扩展用于骨科运动医学领域，如挪威的交叉韧带登记制度和瑞典的前交叉韧带登记制度。目前存在于这几个国家的登记制度显著地促进了数据收集和公共资助项目的研究，这些都是明确基于循证医学的研究证据。

这类登记制度在大多数发展中国家几乎闻所未闻。发展中国家目前要做的第一步就是积极引进这些制度，为目前单一的政府资助与企业资助的研究模式提供一种新的思路。

（陈晓　译）

第十三章

从科研到临床:巨大的鸿沟!以半月板手术为例

**From Science to Daily Practice: A Huge Gap! The Example
of Meniscus Surgery**

Philippe Beaufils

众所周知,临床工作必须以循证医学为基础。循证医学提倡审慎、合理、明智地应用现有的最佳证据来制订患者个体化治疗方案。诚然,循证医学一直被视为是至高无上的。但是当面对半月板手术时,临床实践和科研证据之间依然存在巨大的鸿沟。现在,"拯救半月板"成了一种潮流,这导致了手术时半月板的损伤类型无论是外伤性还是退变性的,都采取修复或保留半月板的策略。

退变性半月板撕裂在临床研究中引起了广泛关注。自 2003 年以来,在 9 项随机对照试验中,除了 1 项外[1],剩余 8 项临床研究都得出这么一个结论:非手术治疗的疗效和进行关节镜半月板切除术效果类似。经 1 年随访,从非手术治疗转变到关节镜下半月板切除术的风险为 0~30%。结果显而易见,非手术治疗应该作为一线治疗方案,如果遵循这一原则,半月板切除手术比例会显著降低。然而,与此同时,在丹麦,半月板切除手术量却显著增加,尤其是在老年患者[2]中;而在法国,半月板切除手术量略有下降,但也仅限于年轻患者中。

对于创伤性半月板撕裂,有强有力的循证医学证据支持进行半月板修复手术。的确，撕裂类型为垂直和纵行撕裂，撕裂位于红区以及急性撕裂是可以被修复的，并且预后较好。通常遇到的半月板损伤中有 25% 是这种撕裂形态。但是，进行半月板手术时，相比进行切除成型，进行修复手术的比例即使稍微好一点，仍远低于 25%，尤其是同时做前交叉韧带重建时。

显然，循证医学本身并不能深刻而迅速地影响我们的日常临床实践。运动医学专业领域的疗效评估通常是精细量化的，而且和患者的主观反馈明显相关。因此，循证医学证据与临床实践的鸿沟，不禁让我们思考循证医学真的适用于运动医学专业吗？

一些因素可以解释这种鸿沟：

1. 随机对照试验的科学价值：尽管随机对照试验结果是最高等级的证据，但它依然存在一些不足。选择偏倚可能是最重要的影响因素。一个经过精心挑选的患者样本（通常是按照严格的随机流程获得）是否能反映全球人群？对于不赞同文章结论的读者来说，很容易指出选择偏倚问题，他们更喜欢强调研究的不足而不是优点。

2. 冠冕堂皇的说辞："我一直都是这样做的，而且很管用。我为什么要改变？"

3. 手术至上论：正如美国运动医学杂志主编布鲁斯·里德在 2016 年的社论《切还是不切……》中所说的，作为外科医生，我们习惯于首先考虑手术，而当手术或非手术疗效差不多时，我们的自发倾向是去选择手术。

4. 手术技术：某些手术技术存在学习曲线效应，或者比公认技术更困难或更耗时。很明显，外侧半月板修复术比外侧半月板切除术难度不是更高吗？

5. 社会因素：患者（反映我们社会因素的人）是决策过程中的积极因素。过度使用影像工具可能导致过度的外科手术。患者希望尽快解决问题或快速康复都可能会导致一个有问题的决策。通常认为，外伤性半月板撕裂切除术后的恢复比修复术后的恢复快。真的是这样吗?患者通常不认为对退行性半月板病变行非手术治疗是一种治疗手段,而认为对其行半月板切除术才是积极手段,即使没有必要。

6.经济问题:医疗保险制度确实影响日常临床治疗,这取决于许多因素。不幸的是,不管是哪个国家,医疗保险制度往往建立在陈旧的、成熟的管理模式上,不会考虑更现代的医疗方法,即使这些方法被"科学地"证明了。

那么,如何才能缩小这个鸿沟呢?达成共识可能是最合适的解决方法,这也是ESSKA于2017年发布《退变性半月板病变管理共识》[3]的原因。共识不是对文献的系统回顾。共识是循证医学(包括系统回顾)和临床专业知识的结合。共识各方不仅包括专业"大咖"和先驱者,也包括日常临床工作者。最后,共识是一个独立的过程,涉及同一领域的所有专业,便于我们在日常临床工作中快速应用。总而言之,我们可以说循证医学当然是必要的,但它还不足以说服骨科和运动医学界采用新的治疗方案!

(沈民仁　译)

参考文献

[1] Gauffin H, Tagesson S, Meunier A, et al. Knee arthroscopic surgery is beneficial to middle-aged patients with meniscal symptoms: a prospective, randomised, single-blinded study[J]. Osteoarthr Cartil, 2014, 22(11): 1808-1816.

[2] Thorlund J B, Hare K B, Lohmander L S. Large increase in arthroscopic meniscus surgery in the middle-aged and older population in Denmark from 2000 to 2011 [J]. Acta Orthop, 2014, 85(3): 287-292.

[3] Beaufils P, Becker R, Kopf S, et al. Surgical management of degenerative meniscus lesions: the 2016 ESSKA meniscus consensus[J]. Joints, 2017, 5(2): 59-69.

第十四章

刀尖上跳舞

Living on the Edge

Asbjørn Årøen

感染性疾病一直是对人类健康的一个重大的威胁，它也可以引起严重的肌肉骨骼方面的病变。在医学院，年长的教授告诉我们关于骨结核感染的相关病理以及这些病症在治疗上有多困难。在我 26 年的医务工作中，我只处理过一例骨结核病例，尽管如此，这类病例提醒我们，临床感染的风险仍未离我们远去。

我们的现代社会通过消毒措施和手术室管理制度等手段，已在许多方面成功地减少了骨科手术感染的发生。尽管如此，感染仍然会发生，尤其是关节置换手术和其他置换手术以及韧带重建手术等。最新的方法是在移植物中加入局部抗生素或在置换手术过程中大量使用这些抗生素，然而，几乎没有证据表明这种方法的有效性，这种方法可能会促进多重耐药菌的发展。这种方法的使用表明我的同事们忽视了细菌对一般健康的威胁，这是一个令我非常关心的问题，我不确定这一点 。即使进行了充分的研究证明他们是错的，他们也会使用抗生素使事情朝着可能正确的方向发展 。

运动医学是西方国家最赚钱的行业之一。因此，大多数拥有私人医疗保健资格的医学生都非常喜欢选择运动医学这个领域。

我们的地球已经人满为患,地球肯定会进行报复;在潜在的报复手段中,流行性传染病的传播可能是最重要的一种减少地球上居民数量的有效方法。

尽管我们在这一重要问题上还处于危险边缘,如果我们能保持自身与细菌微环境的平衡,那么我们就有希望解决这个问题。在这种情况下,骨科手术也必须面临新的挑战,找到预防感染发生和恶化的方法,而不仅仅是增加抗生素在治疗中的使用。

目前,新的有效抗生素很少,而且在抗生素使用规定相对灵活的国家,多种耐药细菌最为常见。

(张克祥　译)

第十五章

最后一代医生
The Last Generation of Doctors

Brett A. Fritsch

未来的运动医学领域是令人兴奋的。而我所担心的是医生将会在其中扮演着怎样的角色。人工智能时代已经来临。

现在，在你想象天网和邪恶的终结者之前，请先明白一点：将来不会是邪恶的机器人来取代我们，而是有能力胜任我们工作的人工智能算法。这里的机器人是指能更高效地诊断病情、制订成功率最高的治疗计划以及最终比我们更擅长提供更好干预措施的智能算法。我们不会被消灭，而是会变得多余从而被取代。

医学本质上是复杂的模型识别。我们收集患者的病史，加上一些临床表现，并将其与必要的辅助检查相结合来做出诊断。然后，我们结合所学到的医学知识及在治疗患者身上观察到的反馈效果，来改善我们针对下一个患者的治疗方案。这是一个提高模型识别能力的缓慢循环过程。

计算机喜欢模型，而且它们也非常擅长找到计算模型。限制计算机优化其工作能力的因素包括，其本身的计算能力以及训练其能力的数据库大小。然而，这两个因素都在以指数级的速度提高。20 年前的超级计算机现在正装在你的口袋里，而其改进的速度也正在加快。最近，有人预测会有计算机将在 2023 年左右超越人脑的处理能力——而这个预言在上周就成真了。世界上最快的超级计算机，Summit 的运行速度为每秒钟 20 万万亿次浮点运算，这台计算机运算 1 分钟，相当于目前的台式电脑运算 30 年。而在 10 年后这种超级计算机将会在您的口袋里（或者更重要的是，在您患者的口袋里）。

数据库也正以与计算机运算能力相同的速度增长。电子病历、国家登记系统和必需的患者结果报告均已实现标准化，苹果手表、智能手环和众多其他可穿戴设备正在追踪记录我们身体的几乎各个方面，以及我们自己通过社交媒体记录生活情景时比任何调查问卷都能更好地展现我们当时的感受（最近对 Facebook 数据的研究表明，如果您有 10 个以上的点赞对象，Facebook 算法则可以比你家人更好地预测你将来的喜好。如果有超过 30 个点赞对象，那么 Facebook 算法将比您的配偶更了解您）。

我们正在迅速量化关于人类的所有行为。将这些数据库链接到诸如 Summit 等拥有超级运算能力的计算机及其迭代产品上，将导致这些计算机拥有的与健康相关的模型识别能力会远远超出人类的水平。

这些算法将能进行自我学习，而实际上，它们现在已经能进行自我学习。在 2006 年，IBM 的"深蓝"计算机仅仅通过运算国际象棋大师盖瑞·卡斯帕罗夫以往的棋局就在一系列国际象棋比赛中打败了他（每秒仅 2 亿次运算——低于您 iPhone 的运算能力）。在 2016 年，最伟大的世界围棋冠军李世石被"阿法狗"击败，该算法使用了数百万个围棋游戏的历史数据，以识别成功的下棋模式并将其应用到实际比赛当中的每一步棋走法。不到 18 个月后，"阿法狗—零"使用通用强化学习算法以 100∶0 的总比分击败了李世石版"旧狗"，运行过程中不断"自学"围棋游戏的规则、目标，以及自己成功的策略。在"自学"3 天后，"阿法狗—零"通过算法就进化为最好的人工智能围棋选手，无需任何人工干预，也无需提供历史数据。几乎每周都有类似的人工智能算法被报道，而人工智能在医学领域的应用已经趋向成熟。

这种学习的能力，以及（以指数方式）不断增加的运算能力，再加上大量的数据库，将首先增强我们的专业水平，但是很难判断它们是否会取代我们。

我知道您在想什么——"这将永远不会发生"——嗯，事实已经是发生了。图像算法在使用胸片和乳房 X 线片检查肿瘤时，比放射科医生更精准，类似的算法系统能比皮肤科医生更准确检测出皮肤癌。在 2017 年，一种智能算法参加并通过了全国普通中医执照考试，分数达到 96 分，远远超过设定的合格分数水平。

您对"患者总是希望见到真正的医生"的这一观点很肯定吗？我也不是很确定到底是不是这样的。如果您的孩子像我的孩子一样，他们已经很愉快地接受来自 Facebook 上的朋友建议，从 iTunes 中获得唱歌建议，比起听我的意见，他们有时甚至更愿意听 Google Home 和 Alexa 的意见。对比传统医疗模式，我认为这一代人从人工智能系统中采纳医学意见，最终进行治疗不会有任何问题，尤其是当人工智能系统比传统医生诊疗更快、更方便、更便宜而且更精准时。我们对新技术弊端的不安和担心都会因为其方便性和有效性而逐渐消失。

所以我的担心(或者说是希望?)是运动医学的未来，甚至不再需要我们医生。在一段时间内，我们可能仍然是手工技术人员，负责给患者提供人工智能(AI)预测的成功率最高的手术方式，但最终，即使是这种角色也将被取代。在过去的 20 年中，我们已经经历从纸质地图的汽车导航到GPS 导航，现在又开始将方向盘完全交给人工智能算法。这种技术更替之所以会发生，是因为该技术在每个步骤中都提高了准确性、方便性、安全性并且能达到目标。我不认为我们运动医学未来的发展会与汽车导航的更替过程有所不同。

(彭毅　译)

第十六章

运动医学的未来：以人为本

The Future of Orthopaedic Sports Medicine：
It's the Human Connection

Scott Schaffner

　　自动化和数字云技术的飞速进步，从日常消费品到手术室的一切领域都随处可见，其中自然也包括运动医学。新的培训和治疗方案，如 VR（虚拟现实）技术和术中生物诱导材料植入物等的使用，不仅提高了手术的效率，也加快了患者康复和恢复正常生活的速度。

　　此外，我们也能看到全球范围内，集体健康意识正在觉醒，这将引发两种趋势：其一是大家的关注点从处理症状（创伤）转变为优化疗效，让患者恢复到受伤前的状态；其二是术式和工具都更贴近特定的患者需求，两者都指向同一个目标——重塑骨科运动医学中人与人之间的联系。

　　采用量身定制、以人为本的治疗方案，满足患者的多样化需求，对临床治疗和成本核算都是挑战。作为医疗设备制造企业，我们必须谨慎选择投资方向、研究重点，让全球更多的人可以享受到骨科运动医学进步带来的好处。

　　同样地，优化更新的技术必须确保能在全球范围内被应用。资源、手术技术和外科医生的需求因地区而异，所以我们必须了解客户需求的区域和地方性差异，这样才能最准确地把握未来的机会。

如何为患者制订个性化的专用解决方案，关键在于研究正确的技术、术式和选择稳妥的产品组合，这要求我们同时关注终端用户——患者和方案使用者——让患者恢复到受伤前状态的医学专家。

我们依靠与全球顶级的医学专家的密切联系，来了解市场的缺口和需求，开发新技术，以便真正塑造未来，改善患者生活。我们依靠外科医生、供应商的反馈，保证公司一直走在创新的最前沿，帮助我们的员工实现企业承诺，并保持竞争力。我们也依靠全球逾 16000 员工提供的信息、努力和支持，推动施乐辉持续进步。

在这个过程中，最重要的是保证技术和人之间关系的和谐，而不是一味地追求技术的创新。我们不仅要拥有最新的技术，更要确保应用新技术的最终目的是优化疗效。技术与人的发展是相辅相成缺一不可的。所以，当我们在谈论运动医学未来的机遇与风险时，我们不能忽视上述让这一切变得可能的人们，以及大家努力服务、希望提高其生活质量的对象：患者。

（刘嘉琪　译）

第十七章

半月板是膝关节最重要的一部分
The Meniscus Is the Most Important Piece of the Knee

Nicolas Pujol

"拿掉，拿掉，就算没有破，也拿掉！"这个据说是斯米利在40年前说的话，因为其荒谬的言论以及引发的严重后果而被骨科医生引以为戒。

半月板是膝关节内最重要的部分，一旦被拿掉，就没了。

半月板切除术仍然是全球最流行以及最常见的骨科手术。但是其长期疗效，即便是关节镜下"部分"切除术，也并不理想，因此近年来保留半月板的论调逐步形成。大量科学文献报告阐述了半月板创伤性撕裂的修复术以及半月板退变损伤时保留半月板而不是切除半月板的优点，但是半月板切除的比例依然非常高。这些文献、知识和日常实践的认知差距不免让人担忧。更让人忧虑的是这个情形不随时间和地点而改变。依然有很多人为的以及明显错误的理由促使骨科医生进行半月板切除术而不是半月板修复术。所有这些都需要进一步论证，那些荒谬的观念必须在潜意识中被清除。

1. "我认为半月板切除术对我来讲安全、快速、操作简便，所以，对于患者也是这样。"错！一些文献比较了半月板切除术和半月板修复术的优劣，尤其是外侧半月板切除术。运动恢复时间在外侧半月板切除术后会很长，有时候患者永远无法恢复到他/她受伤前的运动水平。

2. "半月板修复需要较长的学习曲线，而且仅适合于极少数位于半月板血供区的简单损伤，失败率很高。"错！所有的半月板修复术文献记载包括现代技术的近期文献和已经不再使用的设备和技术的旧文献，显示半月板修复术失败率仅为20%左右。当查阅使用现代设备、技术以及有明确适应证的近期文献时，失败率只有7%～10%。有很多半月板损伤可以修复，不仅是经典的垂直纵行损伤，根性损伤、放射状损伤以及水平分层也经常可以修复。

3. 患者以及社会："我看到电视上职业运动员做了半月板切除术后很快恢复到受伤前水平，所以请医生帮我做相同的手术，虽然我不是职业运动员但是我的损伤是可以修复的。"错！职业运动员的手术指征是特殊的，不能在普通人群中使用。

此外，有很多半月板损伤是可以放在原位，不需任何手术治疗的。很多患者可以不做手术。退变性半月板损伤在中年人群中很常见，通常与早期骨性关节炎有关。在这些病例中，即便是根部损伤，首要治疗的是骨性关节炎（OA）而不是半月板退变性损伤。在前交叉韧带损伤重建时，外侧半月板后部区域很多部分损伤或者小的完全撕裂是不需要做半月板切除术或者修复术的。我们不应该过度治疗。

现在处于半月板治疗策略转变的关键时刻。半月板切除术永远不应该是首选。当然半月板损伤不是都可以修复的。但是可以修复的半月板损伤必须修复。很多半月板损伤需要手术，有时候是做半月板切除术。但是其中有一些是不需要任何手术治疗的。

下一个十年我希望：

半月板损伤治疗的世界共识的建立，而且被所有手术医生尊重和使用。

所有的患者根据最佳适应证及损伤类型进行治疗，应先去尝试半月板保留并常常去进行修复，然后再考虑手术，最后尽可能少地进行半月板部分切除术。

（茅泳涛　译）

第十八章

医学是科学，抑或是艺术？
Is Medicine Now a Science or Still an Art?

Philippe Landreau

在巴黎做住院医生期间，我和我的导师雅克·维特沃特教授一起度过了一段时间。当时，作为这一领域的杰出人物之一，他的声誉吸引了众多来自国内外的年轻外科医生。他丰富的经验和严谨的态度远近闻名，而他的实践教育有以下三个支柱。

第一个支柱是临床病例的实践教学。每周一次的会议，会召集科室的全部外科医生对所有病例进行讨论。会议之初，现场详细采集每位患者的现病史和既往史，并进行体查。患者在提出自己对治疗的期望后暂时离开房间。接下来，在我们导师指导下，手术团队反复讨论后确定治疗方案。最后，患者重返房间，并被详细告知病情及治疗方案。除此之外，术后第一天，我们会再次与"老板"讨论每位手术患者的情况，如果你愿意的话，可以称之为术后汇报会议。我觉得自己的一生中从没有比在这些会议中学到过更多关于个性化评估和治疗相关的东西。"看菜下饭"才是最高的境界。

第二个支柱是建立在对文献充分了解的基础上。读书俱乐部成立后，每位住院医生及助理医生都要定期汇报最近一篇与我们临床实践相关的论文。我们的导师不太会说英语，这可能是他没有在国际上广泛传播自己经验的原因。但是，他意识到自己的影响力有限，深知新一代医生需要广泛接触各种各样的文献，尤其是那些说英语的国际专家的文献。

第三个支柱是经验的价值。他毫无保留地将自己海量的经验分享给年轻医生。尽管如此，他还是不断解释自己获得经验和接触复杂病例的重要性。他强调，书籍和文献固然重要，但没有我们从日常临床实践中获得的经验重要。

当我从现在的角度回顾自己在骨科的成长岁月时，我意识到，我的导师，甚至在早期"循证医学"这个术语出现之前，就已经在教我们循证医学。他走在了时代的前面。从本质上讲，循证医学是临床经验的集合、整合加上患者的转归，并由最高质量的研究支持。这些研究的整合将是指导诊治患者实践的最佳手段。毫无疑问，循证医学对我们的日常临床实践起着真正的提高作用。从积极的方面来说，它使我们不像过去一样过度地受专家意见的影响。但不幸的是，最近出现了完全摒弃个人经验，过于死板地盲从文献证据的倾向。可以理解的是，一个年轻、缺乏经验、没有资深医生指导的独立工作的医生会过度依赖文献的指导，毕竟当今文献可以轻松获取。然而，作为外科医生，我们必须根据患者的疗效，而不能简单地根据文献的描述来建立自己的经验。

过度依赖文献是危险的。首先，它的结论并不总是符合真相。最近一项关于系统回顾和 Meta 分析的研究结果显示，只有不到三分之一的研究纳入了一级和二级证据[1]。其次，每个患者都是独一无二的，他们并不总是与一级证据研究中的患者相似。最后，指南仅仅是指导，并且只适用于患者的基本诊疗。因此，我担心的是，在未来的骨科和运动医学中，我们会盲目地遵循循证医学而忽视坐在我们面前的患者。

倾听患者的心声，运用你自己的经验（或导师的经验），用最新的文献证据支持你的决定。这是微妙的差异，但解释了为什么医学不只是一门科学,更是一门艺术。

(庞龙　唐新　译)

参考文献

［1］ Disilvestro K J, Tjoumakaris F P, Maltenfort M G, et al. Systematic reviews in sports medicine［J］. Am J Sports Med, 2016, 44(2): 533-538.

第十九章

让我们把基本功打牢
Let's Get Back to Basics

Jérôme Murgier

就像竞技体育一样，练好基本功是取胜的基础。"万丈高楼平地起"这句名言不仅适用于运动医学领域，同样也适用于生活。

"守住基本功"是指保留并熟练运用基础技能、知识和教学。遵守基本治疗原则的同时，融入新技术带来的优势。这样才能使我们的专业得以传承和发展。

无论新技术给我们带来什么，有些东西是不会改变的，就拿疾病本身来说，200年前的前交叉韧带损伤与现在没什么不同，拉赫曼实验仍被用于确诊这一病症。然而，目前的趋势是医生越来越依赖X线或核磁共振成像的结果而不是体格检查进行诊断。运动医学医生"守住基本功"意味着进行完整的体格检查，以便发现特殊的关节不稳定（如过度松弛、高度移轴）。"守住基本功"也意味着我们不应忘记"骨科语言"，无论是生物力学、解剖学还是骨科相关生物学。这些经典的概念仍然有效，并将在未来继续发挥它的价值。例如，法国外科医生保罗·塞贡德于1879年发现了前外侧韧带，但100多年后才重新被发现，人们就这样错失了一个向前辈学习的机会。依赖先进技术手段来诊断和治疗疾病对医生的诱惑很大。然而，基本的治疗原则对于指导临床决策仍至关重要。将这些原则传授给年轻医生是我们的责任,只有这样才能确保我们的专业不受所有现代医学都面临的隐患所困扰。对年轻医生进行培训有助于提升我们的团结意识,并通过形成联盟或协会来推动骨科专业的发展。

此外,随着科技的发展,越来越多患者学会使用网络进行自我诊断,医患关系也随之改变。不变的是,患者依然在寻求共情、理解和善待。于是我们会发现,希波克拉底誓言是"守住基本功"的典范。与其他行为守则相比,这一誓言在对待人民的需求、福祉和利益方面给予了更高程度的人文关怀。我们不应该摒弃它,而应将它视为我们历史和文化的一部分。

就像在竞技体育比赛中面对竞争对手一样,运动医学专业同样面临着自己的竞争和挑战。新技术的出现和其他亚专业(理疗、骨疗法等)的发展会对我们专业产生一定的影响。例如,一些前交叉韧带撕裂的患者不再立即前往骨科进行手术治疗(最近有文献强调前交叉韧带损伤可通过一系列康复计划恢复而无需进行手术重建)。外科医生的作用遭遇挑战,并将持续受到科技、生物和商业创新的挑战。

运动医学专业同样也通过使用现代科技以求为患者取得更好的疗效。无论是使用机器人还是人工智能,这些创新都会改变外科医生在治疗过程中的角色及行为。可以预见的是在未来,机器人将能够快速准确地定位隧道并进行前交叉韧带重建手术。外科医生将会扮演什么样的角色?外科医生会转变为技术人员吗?或者说技术人员会取代外科医生吗?外科医生可能会更多地承担监督手术角色,并且只有在机器出错时才进行干预。此外,新技术的出现可能会让患者完全无需手术,这种变化可能会重塑我们所处的环境,并改善患者的预后。外科医生需要适应不断优化的治疗方案,否则将面临落后且失去竞争力的风险。

生物医学革命的浪潮滚滚而来。富血小板血浆(PRP)在运动医学领域的广泛应用就是最好的例证之一,它正迅速成为治疗肌腱炎、肌肉损伤、软骨缺陷甚至韧带疼痛的一种较为流行的治疗方案。该治疗技术通常只需要运动医学康复医师及放射科(或 B 超)医师参与注射,而无需骨科手术医生参与。如果我们展望未来并想象类似可能发生的案例，可以预见，对于关节内软骨受损的患者，"靶向"干细胞可能会在受损区域进行特异性的修补治疗，而使患者免受手术之苦。前交叉韧带撕裂可能通过直接向关节注射前交叉韧带特异性干细胞来治疗。在这种情况下，骨科手术医生甚至不需参与到治疗过程中来。因此，外科医生比以往任何时候都更需要成为变革的推动者，否则将面临作壁上观的风险。

大型制药公司已经开始为新药及新技术提供资金支持，医务人员使用这些新的"奇迹"产品的压力和动力也越来越大。预计这些新药的价格将持续上涨。此外，这也顺应了"无需手术"的潮流，如目前炎症性关节病的治疗，就倾向于采用非手术治疗替代手术治疗。有关非手术治疗手段方面的创新可能对患者更有吸引力，特别是当相关的专业人士很容易接触到这些创新并乐于应用它们时。再加上制药公司源源不断地提供资金支持以期从中获利，这些因素都将威胁到外科医生在治疗过程中的地位。不难想象如果有广告宣称"只需通过注射前交叉韧带特异性干细胞治疗前交叉韧带损伤，而无需经历手术"，那将是多么具有吸引力。如果事实证明这在科学上是合理且有益的，那么我们需要成为变革的推动者。

重要的是，这些创新的非手术治疗手段仍需科学证据来证明其相较于手术治疗，是更优的选择。我们仍应保持自己科学权威的地位，以应对未来可预见的挑战。此外，正如富血小板血浆或双束前交叉韧带重建术所呈现的预后那样，新的治疗方案不一定就是最好的。虽然我们应以积极开放的态度拥抱新技术，并给予适当公正的评价，但我们永远不要忘记基本功的价值和力量。万丈高楼平地起，让我们一起夯实基本功吧！

（王晓庆　译）

第二十章

有关忧虑

We Should Be Worried, About Being Worried！

Matthew Brick

在我看来，在手术室里我们真正应该担忧的正是忧虑本身。忧虑的近义词是什么？关心、焦虑、苦恼、沉思、细想、恐慌、失眠、激动或者是因一个可能存在的问题感到慌乱。事实上这种忧虑的潜在情绪是恐惧。而在手术室里，我们都经历过各种各样的恐惧，比如动脉损伤、前交叉韧带重建时隧道破裂以及在关键时刻无法进行固定或者设备无法使用，等等。

这种情境下我们一般会作何反应？相对于坦白告知团队"我很焦虑"或者"我很害怕"，我们多数时候反而会下意识地将恐惧化为愤怒。毕竟发怒看似能使人缓解恐惧，且显得更具有权威性。从清洁员到麻醉师、从巡回护士到住院医生也许都是理解的。但是这样做真的有好处吗？我认为没有。

此时作为外科医生会受到什么影响？我们往往无法再面面俱到，将注意力集中在此时我们认为最重要的事情上，结果满盘皆输。我们失去了指尖的精妙感觉，而关节镜器械是我们精细触觉的延伸，其对于一台流畅的无医源性损伤的手术是至关重要的。于是我们的手术过程开始变得粗糙：缝合线断裂，锚钉弯曲或是关节软骨损伤。患者显然无法得到最好的治疗效果。

而我们的团队成员又会受到什么影响呢？他们也很害怕——害怕我们。这种情况下即使经验丰富的工作人员也难精确传达他的意图。我们的团队就像失去了灵魂，在自我保护机制下，即使有人发现了问题，也可能避而不谈，藏在心里。当团队成员都只关心如何低着头，避免成为我们的出气筒，而不是想着如何帮助躺在手术台上的患者获得最佳疗效时，再好的技术也无济于事。

当术中遇到意料之外的问题时，我们每个人都有自己的习惯性表现。我常常会大量出汗以至于浸湿手术衣。此时我会立刻安静下来，并停止交谈。而30年来形成的冥想习惯总能帮我平复愤怒的心情。其具体的做法是每天早上花20分钟静坐，专注于自我呼吸，以此来开始新的一天。如此一来，观察自己的内心和感受会逐渐变得容易起来，并且能够在紧张的情况下清空头脑中杂乱、焦虑的想法，在我看来这是非常有用的。

在我实习的前5年里，汗水浸湿手术衣的次数还要更多。在这个阶段，通过反复训练来最大限度地提升我们的手术熟练度可以减少之后面临的压力，而在职业早期有一位经验丰富的导师亦是如此。

确保整个团队都能意识到潜在问题并充分预警是一个很重要的安全保障。所以，在早上给手术安排"简明指示"时，尽量在每个病例之前预留一段时间的"冥想"，让每个团队成员都能去思考术中可能存在的困境。

当事情不可避免地出错时，我有几点建议：

- 停下来/暂停/思考。
- 深呼吸三次。
- 尊重并真诚地与你的团队成员沟通问题。
- 罗列出你的选择，并选择最有效的一条。
- 询问同事的意见(即使是通过电话询问)。
- 询问团队的意见。

——两年前，在一次困难的胫骨高位截骨术中，患者出现了严重的腘动脉损伤，进而导致心脏停搏。一位资深护士知道我的某个血管外科同事正在这附近修车，因此通过联系他，我们挽救了一条生命(以及肢体)。

- 继续柔和地使用器械。
- 必要时立刻寻求帮助(见上文)。

当我们团队的一员犯了错误时，我建议：

- 停下来(如有必要，深呼吸三次)。
- 礼貌地解释为什么这是一个错误，以及在将来应该如何避免。
- 增强沟通。一定要花时间解释我们为什么要这样做，而不是提出一系列毫无意义的要求。(我曾听到有位外科医生这样回答过一个护士某个有见地的问题："你不需要知道。")
- 维护所有工作人员的尊严。他们对患者康复的愿望与你一样。
- 手术室团队成员喜欢打听之前的患者现在过得如何，聊聊他们的近况或是看看他们获得了何等成就。毕竟，对我们正在做的事情进行长远投资，能使在场的每个人都全力以赴。

富兰克林·D.罗斯福曾说过："我们唯一值得恐惧的就是恐惧本身。"所以真正值得思考的是我们到底在害怕什么。患者预后不佳？名誉损失？失去同事的敬重？还是以上几点都是？要知道，对自我的清醒认识往往是迈向积极改变的第一步。而一个只会怒吼的外科医生无法给他自己和他的团队带来任何帮助，因为最为重要的患者仍无意识地躺在无菌巾下，并不能左右医生的思想与行为。

(梁驰　译)

第二十一章

运动医学手术的终结
The End of Sports Surgery

Andrew A. Amis

由于抗生素的滥用，耐药菌群的繁殖，常规手术可能变得更加危险。如果目前菌群耐药的趋势无法停止，并且没有突然发现一类新型的抗菌药物，那么高危手术(例如器官移植)的风险将会很高。不久的将来，我们可能会进入到一个后手术时代，运动医学手术可能将成为历史。

我们总是致力于通过提升技术来给运动医学损伤带来最好的治疗效果，与此同时，ISAKOS大会总是充斥着关于外科手术细节的讨论，丝毫没有意识到整个运动医学正面临灭顶之灾，甚至运动医学医生可能都将失业，与之相比其他的事情都显得无关紧要了。那么是什么导致了这场灾难？我相信基于媒体上连篇累牍的报道，常规手术可能会因为耐药菌群的繁殖而变得愈发危险，甚至现在的常规手术(如关节置换术)都可能因为无法治愈的感染而终止。

尽管已经有越来越多的发达国家认识到了滥用抗生素所造成的危险，但在多种因素作用下这种情况可能仍旧处于不可控的状态，因此抗生素滥用现象可能会在全世界进一步蔓延。例如，媒体报道互联网上销售的药品真假难辨，以及非细菌感染患者向医生或者通过其他方式获取抗生素等，例子不胜枚举。显然在提高普罗大众对抗生素滥用的认知上仍任重道远。

　　农业领域是抗生素滥用的重灾区。因为预先给予动物抗生素可以提高效益，但这是为了促进动物生长而不是为了抗感染。农民们往往忽略那些试图限制抗生素使用的规则，他们通过给牲畜预先接种来防止牛群感染带来的损失。对我们来说，更紧迫的问题是农民不加区分使用与人类相同的抗生素，会为耐药菌群的产生提供更多的机会。

　　还有一个值得警惕的是当前的跨国航空旅行，因为感染者往往在被发现之前就已经将耐药菌群在全球传播开了。那么我们在哪里治疗这些感染者呢？在医院，医院里往往存在许多携带着不同感染性微生物的患者，这同时也是滋生耐药菌群的温床或遇到耐药微生物的最佳场所。

　　世卫组织报告显示"世界各地的抗生素耐药性都已经上升到了高危水平"，并且肺炎和肺结核等感染正变得越来越难治疗，有时甚至无法治疗。他们指出由于卫生工作者和兽医出具的抗生素处方过多以及大众对抗生素的滥用，耐药菌群正在出现，并且已经在没有标准治疗指南的国家蔓延。与此同时，想要发现新的抗生素正越来越困难。目前看来，想要制止抗生素的滥用需要许多利益相关者的共同参与，保健人员以及公众需要在感染控制方面采取更为严格的标准并接受相应的指导，如让大众了解如何正确使用一个疗程的抗生素和抗生素在治疗非细菌感染上的局限性。在农业领域更是需要严格要求。与此同时，那些能够治疗这些抗药性感染的人必须更为谨慎对待他们的这一权利，制药行业和医疗保健监管机构也必须团结起来，努力防止作为撒手锏的抗生素泄漏。在政府首席医疗官发出警告要求采取行动之后，最近英国对这一话题已经进行了大量宣传，但显然这并不是政客们的首要任务。

　　如果目前菌群耐药的趋势无法停止，并且没有突然发现一类新型的抗菌药物，那么高危手术（例如器官移植）的风险将会很高。在这种情况下，也许运动损伤及其相关的手术会变得更加令人恐惧，因为即使是浅表损伤也可能会导致无法治疗的感染，而手术期间无法治疗的感染可能会导致许多患者决定带着残疾生活，而不是面对这种危险……所以我担心，不久的将来，我们可能会进入到一个后手术时代，运动医学手术可能将成为历史，那时 ISAKOS，运动医学外科医生以及他们的关节镜手术和挤压螺钉操作可能只在历史书中找到……

（曹旭 译）

第二十二章

我们是否已经因为过于追求高精尖的技术，丧失了基本的临床判断力呢？

Will Our Focus on Techniques and Technology to Improve Patient Outcomes Be at the Expense of a Loss of Clinical Judgement?

Julian A. Feller

　　机器人技术正在关节置换领域崭露头角，并越来越受欢迎。从长远来看，它是否能提高患者的预后还有待观察。比如机器人前列腺切除术，尽管应用已经有十多年的历史，但能证明它能提高术后效果的证据却寥寥无几。但探索新技术是外科医生的职业本能，有的是为了提高手术技术，而有的只是为了提升自己的学术地位并吸引患者。

　　前交叉韧带（ACL）重建术中使用机器人辅助钻取股骨和胫骨隧道是切实可行的，但是没有人知道它是否能真的改善患者的预后。在过去25年里，我们在ACL重建方面进行了大量的研究和创新，但临床预后并没有显著改善。理想的骨隧道位置（"ideal"点）在不同时期不断变化，但临床预后几乎没有差别。增强现实技术和机器人辅助器械会改变这一点吗？当然，我们可以借助这些技术将隧道更精准地打在我们认为更可靠的位置，但需要更优先考虑的是这个位置到底应该在哪里。对于所有的发展和研究，我们都应该从一个简单的问题开始：我们要解决的问题是什么？对于 ACL 重建中隧道的位置这个问题关键是隧道定位在哪里而不是怎样去定位。

同样，有观点认为更好的解剖学修复将改善患者的预后。新的辅助器械有助于修复或重建外侧半月板后根部撕裂、内侧半月板 Ramp 区损伤和前外侧复合体损伤。这些结构无疑都有助于维持 ACL 损伤的膝关节的稳定性，但它们的修复真的能恢复解剖结构并改善预后吗？新鲜尸体标本的"零时间点"初始生物力学实验室数据可能会产生令人鼓舞的结果，但假设临床预后会随之改善则完全是另一回事了。然而，我们仍然会被技术上的可能性和开发新技术、新设备带来的机会所吸引。

人工智能是一种强大的工具，它可以分析血液测试的结果，并且比人更快地预测患者病情恶化的趋势。或者能比人更准确、更可靠地分析影像或心电图。可以推测，人工智能将来或者已经能够根据病史、影像来分析患者的反应，并做出与优秀临床医生相同精确度的诊断。

正确的诊断和出色的手术技术会带来更好的预后吗？人们希望甚至认为这些会取得更好的疗效。但是，为每个患者选择适当的医疗干预，是在做出诊断到进行手术之间的一个重要步骤，这可能与诊断和手术一样重要。

这种干预不一定是外科手术。近年来，我们听到很多关于关节镜手术治疗内侧半月板撕裂的讨论，有些人认为关节镜手术的作用很小，甚至没有作用。我有时会想，如果没有内侧半月板损伤的患者，膝关节镜手术是否会像现在这样迅速普及，正是早期半月板切除术后症状的显著改善，才真正凸显了这种微创手术的优势。但是，我们是否仅仅因为这是一种微创并且并发症较少的手术，就会过度使用？我们是否会因为它操作简便就忽略了对何时使用它的判断？

很多相关研究都没有说清楚内侧半月板撕裂保守治疗失败是否就是关节镜手术指征，有意义的临床发现仅有"机械症状"，而对患者来说这是个比交锁症状首次出现更难描述的模糊短语。即使患者有明确的手术指征,临床上也应该通过经验来判断什么时候需要做关节镜手术,以及更重要的是什么时候手术意义不大,此时应该避免手术。

循证医学实践并不真正强调临床判断的作用,但却在循证过程中以假设有好的临床判断为基础。现在,我们的社交媒体上充斥着各种特定医疗干预的"证据",无论这些证据是否经得起仔细的推敲,二百八十个字符(译者注:国外社交媒体字符的上限)的描述也经不起仔细分析。然而,经过大量的循环传播,这种简单的陈述被广泛接受。熟练地使用社交媒体可以让个人迅速接触到大量受众,并有可能改变人们的思维和实践。我们日益"数字化"的思维方式使我们在进行临床判断时不再慎重。

我担心的是,骨科医生会被高精尖的技术所诱惑,而忘记了手术取得良好效果最好的方式,是对合适的患者在合适的时间进行合适的手术。

(吴韧 译)

第二十三章

我们是在进步还是止步不前？

Are We Going Forward or Standing Still?

Don Johnson

在 1973 年我刚开始从事骨科工作的时候，一个 ACL 损伤就意味着职业生涯的结束。我们真的不知道该如何诊断，即使在进行半月板切除术这种开放手术中被诊断出来，我们也不知道该如何处理它。那么 ACL 手术的演变是如何发生的呢？

20 世纪 70 年代至 80 年代 ACL 手术进展缓慢。首先，大卫·麦金托什教我们如何运用他的轴移实验来诊断 ACL 损伤的膝关节，以及如何由关节外重建，然后发展到股四头肌肌腱—髌骨移植物关节内过顶位重建，最后埃里克森和比尔将其改良为游离髌腱移植。这些大型开放性手术只针对专业运动员，而对于业余运动员则趋向于保守治疗。马歇尔的一期直接修复术最初很受欢迎，但高失败率的报道却让其名声扫地。

四股腘绳肌腱移植在 20 世纪 80 年代末和 90 年代开始流行。骨道定位中我们可选择的导向器是有限的，但后向导向器在股骨骨道的精确定位上却做得非常好。单切口胫骨导向器于 1995 年推出，即使股骨骨道位置偏高，但也风靡起来。

在这段时间里，我们更多的是关注技术本身，而不是它带来的结果，尤其是伤员重返赛场的概率。国际膝关节文献委员会(IKDC)量表在客观结果评估方面提供了很大帮助，但我们仍未解决旋转不稳这一问题。我们认为优秀运动员受伤后重返运动比例很高，但当我们更深入地观察其他方面数据时，结果却令人失望。朱利安·费勒在高水平运动员中使用腘绳肌腱作为移植物治疗后，运动恢复率不到 50%。另有报道，在青少年患者组中，腘绳肌腱移植失败率达 20%。年轻人的同种异体移植同样效果不佳，患者报告的结果也不太理想。我们也没有意识到这么多患者没有恢复到以前的运动状态、姿势及运动水平，原因或许与害怕再次受伤有关。康复的重点主要放在身体康复，而并未注重心理恢复。不可否认，优秀运动员受伤后重返赛场的概率确实会更高。

那么，我们应该担心吗？当然，似乎在 40 年后，我们在 ACL 重建中有几种移植物可选，而这些在过去 20 年中也没有改变过。失败率，以相同的运动水平、姿势和方式重返赛场并没有真正得到改善。我敢肯定，一些年轻医生回顾这些手术，例如"取自体腘绳肌腱"，会视为野蛮落后。让我们放下过于乐观的态度，意识到我们的技术没有想象的那么好，患者的预后也不是我们告诉他们的那么好。

1. 我们应该在哪里寻求改进

首先，每个人都需要 ACL 重建吗？也许应该鼓励更多的人改变活动方式以避免需要轴移扭转的运动，同时这也是术后患者的一个选择。其次，我认为一期 ACL 修复中使用生物制剂可能是一个有前途的治疗方法，但生物制剂的昂贵费用可能是我们医疗系统无法负担的。一期修复实际上只是一小部分患者的选择，多见于滑雪者受伤导致的 ACL 近端撕裂。而足球、篮球、橄榄球运动受伤中的大多数撕裂都是体部的撕裂，不适用上述方法。

2. 我们应该担心什么

在最初的 20 年，我们在诊断上运用拉赫曼和轴移试验、影像学及移植物选择取得了重大进展。在接下来的 20 年，我们对技术进行了调整、同样的移植物选择（类似拆东墙补西墙的概念），但是却没有显著提高手术的客观稳定性、成功率或伤员重返赛场的比例。

（朱伟民　译）

第二十四章

研究的视角：欲速则不达
Please Take Your Time：A Research Perspective

Kate E. Webster

　　在读博士研究生阶段，我清晰地记得导师告诉我要珍惜现在的时间并广泛阅读，因为从今往后，我的生活只会变得更加忙碌，不再有充分宽裕的时间像现在这样沉浸在学习中了。我不记得我当时是怎么回答的，只记得我摇摇头走开时，心想我已经很忙了！20年后，我发现自己给学生提出了完全相同的建议。我相信他们不会完全听进去我的话，就像我拒绝别人给我同样的建议一样，但基于以下诸多原因，我还是坚持这个观点。

　　第一个原因是学习基础知识的必要性。我担心我的学生以及很多学生没有投入时间去关注出色的科学研究的基础知识。他们太过匆忙，这也是我们现在所处世界的一个特征。我敦促学生和所有从事研究的人，尽可能地投入时间学习科研设计方法，因为这是科学研究成功的基础。我也要求他们去学习一些统计学课程，我保证这些课程以后会派上用场，因为他们要能够理解他们的数据。他们需要在众多研究者中脱颖而出，并倾尽全力多向他人学习。

　　第二个原因与第一个原因有些许类似，与判断科学证据的能力相关。在日常生活中，我们被各种文字信息轰炸，获取信息变得如此容易。我们常常把推特和其他形式的媒体作为收集信息的唯一来源。虽然这些资源有助于提高认知,但它们并不能取代阅读和精读论文。我可以毫不含糊地说,在我的学生时代,我常常花精力、时间和金钱去图书馆,查阅期刊并支付复印费,获得的每一篇研究论文我都会充分阅读。现在我们几乎不再去图书馆了,因为我们可以足不出户从网上下载所需要的一切,并且通常是免费的。因此,我总是看到我和学生的桌上有成堆的没读过的文章。我们陷入了只打印论文和阅读摘要的误区,并常常过于依赖作者的结论。这不是好的阅读习惯,我们必须经常质疑所有科学研究的方法和结论,然后形成自己的判断。考虑到所有的证据,而不仅仅是最重要的那些。

除了学术贡献之外,我们还需要考虑我们的研究对经济、社会、文化或环境的影响力。衡量指标之所以重要有很多原因,但指标并不是一切。我们的主要成果应该是提出最关键的问题,并竭尽全力做最好的研究。认真对待研究,也要热爱研究,并从中获得乐趣,这样对于研究者和读者来讲才是有意义的。

(茵梓　译)

第二十五章

这对我有什么用？

What's in It for Me?

Thomas P. Branch

作为骨科运动医学专家，我们需要"对需要治疗的患者进行治疗，而不对无需治疗的患者进行治疗"。如果我们不遵循这个行医准则，那么我们可能会使自己身败名裂。实际上，我们已经迈向这个方向了。

在我的一生中，骨科运动医学中的新颖和创新治疗方法中可供选择的数量成倍增加。我们不再需要做开放手术来修复患者撕裂或断裂的部分，我们有关节镜和微创手术。借助已发明的工具，运动医学医生可以在可能的情况下解决几乎所有问题。让我担心的是我们应该何时治疗的问题。手术或生物固定真的对每个患者都合适吗？活动方式的改良和系统化的锻炼计划发生了哪些改变？或者至少有哪些花费更少的治疗方法？

我们继续以惊人的速度进行着手术。在我当住院医生时，膝前十字韧带损伤的患者可分为三类：那些无法适应伴有 ACL 损伤的膝关节从而需要进行重建手术的患者，那些能够在任何情况下轻松应对 ACL 缺陷性膝关节并且不需要外科手术的患者以及那些能够通过运动调整来适应韧带损伤并可能需要手术的患者。在当今世界，如果 ACL 损伤患者在运动医学外科医生的面前经过，他们将听到医生一次甚至两次的重建手术建议。

在我们这一代人中，我们知道标准拉赫曼测试中 3 毫米左右的差异表明前交叉韧带损伤。在 ACL 重建术后的患者中，寻求缓解症状的患者会从一名骨科医生转到另一名骨科医生。通常，如果膝关节前向活动度增加，他们会进行第二次韧带重建。但是，当评估 ACL 翻修手术时，成功率显著降低。为什么？也许重复相同的失败手术将无法解决患者的问题。最近，我不得不用关节镜切除生物力学上过紧的重建的 ACL。这些患者对获得正常的膝关节而感到满意。在这种情况下，重建 ACL 根本不是正确的选择。

如果骨科运动医学外科医生继续以目前的手术量运转，会发生什么？医学的社会成本会占一个国家国民生产总值的主要部分。在美国，我们已经看到保险公司会使用所有可能的策略来延迟或阻碍外科医生做手术，不希望他们过度进行手术干预。在经济效益的驱动下，我们可以制订多种方案对患者进行治疗，但最终我们的患者可能很快就会消失。草案和制度将由具有公共卫生背景的医疗专家构建，他们会使用费解的研究来证明其合理性。骨科运动医学外科医生将被降级为"技术员身份"，而由这些非外科出身的专家告诉我们该如何为患者做些什么。

我不由地提出以下问题：如何减少医疗费用？外科医生必须学会明智地选择治疗方案。运动量少的患者不需要新的 ACL。运动员需要时间进行详细的居家康复锻炼，而不是按照千篇一律的指南进行训练。网球运动员需要教练指导和核心训练，而不是仅仅单一地考虑肩峰成形术。现在是时候让我们成为医疗费用上涨的解决者，而不是制造者。

那么对我来说有什么用？答案是，只有这样我们才能感受医学所蕴含的艺术魅力。

（张文秀　译）

第二十六章

社交媒体对运动医学的影响
Social Media in Sports Medicine

Mihai Vioreanu

> 改变的秘密，是把所有的精力放在建造新的东西上，而非与过去抗衡。
>
> ——苏格拉底

无论我们喜欢与否，社交媒体的快速发展对我们医生的个人生活和职业生涯都产生了重大的影响。

社交媒体是患者参与、分享医疗经验和搜索医疗信息的平台。越来越多的人在线上搜索医疗信息。2009年美国的皮尤(PEW)研究报道，有61%的成年人互联网用户曾经在线上搜寻过医疗信息[1]。而截至2014年，这个数字增长到72%[2]。根据近期的一项美国的皮尤研究，至少有80%的美国人在就诊前有寻求过"谷歌医生"。在美国，在骨科学术中心就诊的患者中，运动医学类患者是社交媒体用户占比最高的[3]。

医疗专业人士在线上传递健康信息中发现了自己的价值。90%的医生认为互联网是不可或缺的专业资源，他们在很大程度上依赖互联网提供即时的指导。对60%的医生来说，最受欢迎的社交媒体活动是关注和分享同行的学术讨论和经验交流。比如像Vumedi这样的视频平台在外科医生中越来越受欢迎，外科医生在这里分享骨科和运动医学领域的手术技术和讨论专业话题。对于这些医生来说，他们职业生涯和人际网很大一部分转到了线上。越来越多的医疗人员通过像领英这样的社交媒体平台求职[4]。

　　社交媒体对医疗服务消费者和医疗服务提供者都有很多好处。社交媒体有助于患者健康教育，并使其建立有益于病情的护理和诊疗意识。医疗服务消费者与其病友交流，分享他们的就医经验和治疗效果。社交媒体可以在患者中建立群意识。同样地，社交媒体为医疗服务人员（即外科医生、内科医生、理疗师等）和患者提供了一个互动的双向渠道。各种社交媒体平台为我们提供了患者受众，他们其中许多人已经组建了病友群，积极地寻求医疗信息，与专业人员互动。社交媒体让患者更加信任我们。在医疗领域医患双方建立信任关系至关重要，有时也是一个挑战。移情行为是建立信任的最佳方式之一，而社交媒体是表达和分享移情的绝佳工具。社交媒体有助于我们判断患者对我们服务的期望和满意度。在这里，我们很容易获取患者的反馈信息和了解患者对我们满意度。你可以通过社交媒体讲述自己的故事。通过这种方式，不但可以让患者知道你做了什么，也让他们知道你为什么这么做，以及你的价值观是什么。与传统广告相比，社交媒体往往是一种更具成本—效益的方法，它使我们能够更轻松、更直接地向特定的受众讲话。从本质上讲，如果社交媒体在医疗中使用得当，它会成为一种与患者进行高效且有效的沟通方式。

　　与此同时，社交媒体对患者的医疗经历也有负面影响。我担心当医疗服务提供者在使用社交媒体时缺乏伦理层面的考虑而产生潜在有害影响。令人担忧的是医疗"虚假信息"猖獗，当患者在线上寻求健康信息时所获取到的可能是不真实的、有潜在危害的信息。通常，这些信息与患者产生不切实际的期望和期盼"灵丹妙药"有关。同时，患者会出于利他主义行为而广泛分享这些信息，从而让他人知晓这个秘方。可见，建立不切实际的期望会导致患者失望。如果某件事情听起来过于美好而显得不真实，原因通常是因为它不真实。这种所谓"科学证明"的"灵丹妙药"通常情况下并没有严格的科学证据支持。更糟糕的是，当治疗失败时，受累的不仅仅是患者，而是整个医疗行业，因为我们通过几个世纪建立起来的信任和信念快速崩塌了。

为了促进社交媒体有益地参与到运动医学中，同时保护我们的患者免受潜在的负面影响，我们应当知晓社交媒体的潜在陷阱和风险，并在通过这些工具传播和推广医疗知识和研究成果时谨慎小心。运动医学医生作为患者的引领者，应当积极参与社交媒体交流，为患者和他们自己的实践造福。我们严格地遵循伦理和科学原则，谨慎地、心存敬畏地使用社交媒体与患者沟通互动。

（范志英　译）

参考文献

[1]　Fox S. Online health search 2006 (Pew Internet Project：October 29，2006). http://www. pewinternet. org/Reports/2006/Online-Health-Search-2006. aspx.

[2]　http://www. pewresearch. org/fact-tank/2014/01/15/the-social-life-of-health-information/.

[3]　Curry E，Li X，Nguyen J，et al. Prevalence of internet and social media usage in orthopedic surgery[J]. Orthop Rev，2014，6(3)：5483.

[4]　http://www. cdwcommunit. com/resources/infographic/social-media/.

71

第二十七章

生物技术与再生医学：
尚未成熟的技术在临床应用中的取舍
Biologic and Regenerative Medicine：
The Balance Between Promise and Proven

Jason L. Koh

　　从多方面来看，运动医学的前景无疑是光明的。我们正有幸生活在这样的一个时代，在这个时代中我们能够不断地发现新知识以及开发新技术来治疗运动损伤；我们从未有这样的一个机会去深入了解人体的秘密和运动损伤的机理。新的生物和再生技术有望以前所未有的疗效实现功能的恢复，然而我们也必须面对尚未成熟的技术在临床应用中的取舍问题。

　　人们总是乐此不疲地期望通过生物和再生疗法利用身体自身的修复能力和再生组织以帮助解决身体退化和创伤带来的问题。大众媒体也对这个噱头充满兴趣。报纸上大量刊登关节炎干细胞疗法的广告；电视上频繁出现职业运动员注射血浆、生长因子或激素的场景。相关的诊所和公司如雨后春笋般涌现以出售羊膜和鼻细胞移植或其他组织和治疗方法牟利，尽管这些组织和治疗方法几乎没有经过权威的评估。一些病例表现出很好的疗效(包括手术和非手术治疗)，于是患者们趋之若鹜，甚至愿意为之花费数百万美元。而与此同时，科研人员正在努力争取开展评估这些新疗法价值所需的关键的研究经费。

普罗大众们对于这些疗法的期待与实际的研究结果之间往往存在着较大的落差。有充分的证据表明，一些生物和再生疗法可以帮助患者减轻疼痛和恢复功能；但也有研究表明，某些治疗方法与主动对照或安慰剂组之间没有显著差异。当前运动医学面临的挑战是在继续开展循证医学这一艰巨工作的同时努力解决受伤运动员的迫切需要。患者尤其是运动员来治疗时往往有加速愈合的需求，因为很可能他们正面临着一个有限的赛季或者关键的比赛。当其他的常规治疗手段都已用尽时，临床医生往往需要面临抉择：是否在有限的临床数据支持下尝试新的治疗方法，而这些不必要或无效的治疗可能会对患者造成损害的风险。

因此，我们必须继续保持探索和学习的精神以改善我们的治疗方法。尽管生物技术与再生医学的确切作用和功能仍有待确认，但它们很可能是我们未来治疗的一个组成部分。需要明确的是生物技术与再生医学可能不是治愈所有疾病的灵丹妙药；相反，我们必须更严格地评估现有证据，以保证能够清楚地传达数据背后的含义。开展持续深入的研究对于我们理解这些疗法的真正价值至关重要。我期望能够与诸位共勉并通过我们的共同努力带给运动医学患者最好的治疗服务。

（黄俊杰　译）

第二十八章

没有真相，只有建议

There Are No Facts, Only Interpretations

John M. O'Byrne

对于运动医学及其未来，我所关心的是研究的精密性与准确性，以及如何诠释对我们有帮助的细节。研究可分为两大类：对组织解剖结构进行研究依靠的成像技术是否精密；用于评估功能的功能评估量表是否完善。

我第一次对精密测量和临床特征之间存在的艰难转化感到不满出现在 20 世纪 90 年代早期，当时作为一名骨科住院医生，在已故恩师蒂姆·奥布莱恩教授的指导下，我进行了外科硕士论文的撰写，论文目的是分析实验室中产生的大量与步态相关的原始数据，探究脑瘫患儿行走的运动学模式，并尝试确定临床亚型及治疗方案。那时候评估技术非常精细，产生了大量的精密测量数据。

利用这些数值的聚类统计，我们将步态模式再细分为不同类型。然后争取识别每个子类型的临床特征。然而，当时将临床和病理学特征从大量原始数据中采集出来，使用了一种非常笨拙、粗糙、不得已的人工方式，而不是使用另外一种人工智能的模式进行。

但是，我相信采用自动数据分析技术来跨越精密测量数据与临床诠释之间的鸿沟是更为行而有效的方法。

在运动医学的背景下，有一系列令人眼花缭乱的方式来测量人的活动及运动。而许多测量方法不再需要实验室分析，用智能手机或手环就能实现。

当我读到这些数据时，我会仔细地研究这些数据收集的质量和精度，以及其得出的临床结论和建议。我必须承认，很多时候我还是有那种最初的感觉，从步态分析的数据来说，对于它含义的诠释和理解远落后于对数据质量的描述。人很容易被测量技术的先进性所迷惑从而不能仔细研究临床结论或所提出的建议。

在对组织结构的研究方面，作为骨科医生，解剖学是我们首要也是最重要的课程。因此，体验新的和精细的成像模式是非常令人兴奋的。技术的发展速度非常快，已经可以用现代磁共振技术检查肌肉骨骼系统。然而，诠释、描绘、理解什么是正常的和不正常的仍滞后于患者检查的结果。还有值得注意的是，在骨科手术的许多领域，我们对患者功能的客观评估和对其结构的成像并不总是与患者报告的结果相关。换句话说，患者似乎并不在乎 X 线片有多好看。

运动医学是一个非常令人兴奋的领域，在这个领域我们随着技术的不断发展也在不断评估和改进它。这不仅适用于对现代比赛的运动医学评估，也适用于评估球员的表现。然而，有一点是经常被提及的，即那些在速度、跑动距离和传球完成度等方面拥有出色数据的球员，也可能并不一定拥有一场"出色的比赛"，或者能"改变比赛并带领球队胜利"。

实际上我们总需要将整体印象与精密、详细的测量数据结合起来。

像所有的骨科医生一样，我非常欢迎新颖和精密的技术。然而，我偶尔也会有一种烦恼的感觉，在某些情况下，这些数据出于某种原因被强制赋予临床意义来证明高科技的合理性。评估结构和功能的技术是很好的，但它的诠释和临床意义必须谨慎研究。

顺便说一下，我们研究过的一些脑瘫患儿有最异常的运动学模式……但是，天哪，他们真的能动吗？

（谭凌捷　译）

第二十九章

令人担忧:与日俱增的儿童运动损伤

**Increased Incidence of Sports Trauma in Children.
Is It Time to Worry?**

Vojtech Havlas

儿童运动损伤在临床中越来越常见。过去十年,接受关节和骨骼肌肉疾病治疗的儿童患者数量急剧增加。虽然运动医学领域的外科技术和治疗方案在日新月异地不断发展完善,但是面对越来越年轻的运动损伤患者,如何给予恰当的治疗仍是我们面临的挑战。

儿童创伤既往主要依靠保守治疗,这也获益于儿童强大的自愈潜力,但仍有其局限性。而现在不断增加的儿童运动创伤的发生率和创伤的严重程度使得手术干预逐渐成为治疗儿童运动损伤的主要方法之一。一些典型的成人运动损伤在儿童中也可以遇到,例如复杂的膝关节韧带损伤,严重的软骨缺损或粉碎性骨折。尽管我们已努力降低这些创伤对于儿童生长发育的影响,但是后遗症的发生仍无法避免,亟须解决。而作为医生,我们必须认识到每一次创伤和手术都会对身体的结构和生理功能造成永久的伤害。

例如,关于膝关节手术和韧带重建,我们经常治疗 10~15 岁(甚至更年轻)的 ACL 完全断裂患儿。目前我们可以重建韧带,不损伤生长板也会导致生长异常,但通过我们的队列研究发现,手术的失败率和疾病的复发率在不断增加。手术患者越年轻，再次受伤或手术失败的概率就越大。所以我们是否有足够安全有效的方法来治愈儿童运动损伤病例？

更具挑战性的是如何治疗青少年严重的软骨缺损。儿童大面积软骨缺损需手术修复的病例也在持续增加。我们有多种外科手术技术可以修复软骨，但是预后并不完全令人满意。越来越多的30岁以下患者因运动损伤造成了软骨损伤或严重的关节退变。我们是否已经准备好去治疗这些患者？而疾病造成的经济负担在未来也会变成严重的社会问题。

我们可能会问：儿童运动创伤增加的原因是什么？是专业体育运动吸引越来越多的儿童和父母参与？还是儿童的肌肉骨骼协调有问题？有没有什么办法可以减少儿童运动损伤？有人建议设立更多的专业中心来处理这些充满困难和挑战的儿童运动损伤以及邀请技术更熟练和经验更丰富的外科医生来治疗我们的年轻患者，抑或加强通过与政府或体育俱乐部的合作有效预防儿童运动损伤。所有儿童骨科医师应该探索这些问题的解决方案并支持儿童运动损伤预防计划。除非我们及时遏制儿童运动创伤和不良后果发生率的增加，否则我们的未来令人担忧。

（郭强　译）

第三十章

对于患者、治疗师和外科医生，
患者治疗随访结果信息长期缺乏

**Persistent Lack of Patient Treatment Outcome Information
for Patients, Therapists, and Surgeons**

Marc Swiontkowski

在外科领域，旨在了解以患者预后为导向的治疗最早在骨科手术中广泛开展。1990 年，医学博士克莱门特·史莱奇在担任美国骨科医师协会(AAOS)主席期间成立了一个预后委员会。这一结果很大程度上得益于约翰·温伯格医生在达特茅斯学院的开创性工作。温伯格开发的小范围分析研究方法很早就被应用于骨骼肌肉系统，其作为最常见的临床情况之一，经常需要或导致侵入性干预治疗。他发现波士顿市周围地区的居民进行髋关节置换术的可能性是康涅狄格州纽黑文市周围地区居民的四倍，而后一地区的居民进行脊柱手术的可能性是前者的四倍。除了当地外科医生水平和数量外，造成这些差别的一个重要原因是患者缺乏治疗过程中可能期望体验到的重要结果的相关信息。AAOS 着手开展一项名为 MODEMS 的计划，其目的是鼓励外科医生评估以患者为导向的治疗效果，即功能结果，而不仅仅是我们通常检测的临床指标(例如感染、运动范围和强度等)。他曾经开发并验证了几种以患者为导向的评估措施，但由于投资成本高，且计划的财务回报前景不佳，该计划在 3 年后被放弃。

骨科学术界坚持不懈地投资开发和验证患者报告的结果指标（patient-reported outcome measures, PROM），并将这些工具的使用与标准的临床结果结合起来，作为在同行评审期刊中试验报告结果的常规部分。但是，通过"等级和档案"收集相关患者结果的进程从未恢复。那些参与 MODEMS 计划的医疗人员与医疗机构拥有大量的临床数据。但是，这些数据是从经历大量干预措施和多个时间范围的患者那里收集的，并且没有进行分析整理，从而无法与患者共享有意义的信息，进而为他们的适应证决策提供参考，并与他们的外科医生或治疗师讨论治疗方案的风险和收益。运动医学外科医生、康复医师和康复治疗师团体的成员与其他以学术为导向的外科医生一样，参与制定并验证功能性结果和活动量表，这些功能量表和活动量表适用于同行评审文献。同样，除应用于研究文献之外，临床工作中基本上没有广泛使用这些工具。

治疗师、康复医师和外科医生该如何向那些正在考虑关于运动医学治疗方案的患者提供预期结果的信息？答案是应与其他专业的同行们一致——他们向患者引用经同行评审的文献。同行们通常不知道他们的患者在临床和功能结果方面的表现如何，如果没有系统地向患者解释我们为什么需要此信息以及他们如何为患有类似损伤或疾病的其他人提供改善结果的方法，患者将不知所措。通常，我们的治疗建议是基于我们在住院医师阶段或进修阶段所学到的临床知识，而没有对患者结果数据进行任何形式的回顾分析。也许更糟糕的是，它们是基于一个或两个糟糕的结果或两个到三个出色的结果，便对一种干预治疗的成功产生了总体印象。众所周知，在聚焦于患者预后的研究中，当所涉及干预的患者样本量足够多时，才有可能显现统计学意义，呈现到底哪个治疗方案对患者的预后是不利的，或是有利的。对于任何复杂的干预措施都是如此，包括手术步骤或康复方案。只做过 20 例 ACL 重建的外科医生，显然无法将多中心骨科研究小组（multicenter orthopaedic outcome network，MooN）研究（一项大样本 ACL 研究）的良好结果重现，并造福他们的患者。他们可能会更好，但很可能不那么好。为患者提供特定治疗方法及其潜在风险的准确信息的唯一方法是，评估我们自己的结果，并将分析结果报告给我们的患者及其家人。

真正让我担心的是，从 1990 年我们最初的尝试终止以来，仍然缺乏开展这项活动的动力。目前的聚焦点集中在收集这些信息的工具上，包括软件、触摸屏、远程传感器等。然而工具不会产生并激发出动力，并且可能因其费用和陡峭的学习曲线而产生负面影响。一旦患者超出有效治疗期，他们就没有动力向我们提供此信息。我们当中，无论是患者还是医疗提供者，都不喜欢完成任何形式的调查，从医生角度来看，可能医生自己也不喜欢对调查作出答复，尤其是随访时间需要很长时。站在患者个人和医师的时间成本角度去看，康复计划过程中或手术后至治疗结束后的特定时间，来跟踪患者并获取 PROM 数据的代价非常高昂。

可以预见，保险公司会激励患者以较低的保费或共付额提供此信息。保险公司会向康复医师、康复治疗师和外科医生提供更高的费用以补偿这项活动。真正让我担心的是，目前我在这些领域几乎没有见到任何行动。患者和保险公司对康复医师、康复治疗师和外科医生感到满意，给予他们大量专家所提供的结果数据，就好像是这些提供数据的人会来照料这些患者似的。这种情况的持续存在应该会让我们每个人产生担忧才对，这就像在没有碰撞测试性能数据的情况下决定汽车安全一样。我们谁都无法接受这样对待汽车安全的鲁莽行为，但是，临床工作中，当患者生活质量和肢体功能确实处于这种类似风险之中时，我们目前的体系却对其熟视无睹。

（夏晗松　译）

第三十一章

生物疗法的风险与潜能
The Perils and Potentials of Biologic Therapies

Scott Rodeo

我认为，骨科领域面临的挑战之一是加速组织愈合的"生物"疗法，它具有巨大潜能但也存在一定风险。普遍认为，细胞因子、新型小分子肽类物质、富血小板血浆和其他血液衍生产物、干细胞、新型生物材料以及基因治疗技术在促进许多类型的骨骼肌肉组织愈合方面具有巨大前景。然而就目前来说，这些治疗方法被广泛应用之前，其科学性、逻辑性和监管机制需进一步论证。

为促进组织愈合，细胞治疗为"许多需要解决但却悬而未决的问题"提供了很好的范例。目前可应用的选择包括来源于骨髓和脂肪组织的细胞。然而按照正式标准，这些组织中真正的干细胞含量极少。因此这些方法的最佳应用需要离体细胞分选和培养扩增。这样的细胞处理过程不仅花费昂贵，且如何鉴定和维持多能干细胞也缺少理想细胞培养方法。此外，监管环境也因国家而异。例如，离体"处理"（培养扩增）骨髓或者脂肪组织样本在美国是不被允许的。

即使我们真的获取了大量纯化的干细胞，仍要面临重要的生物学挑战。业已证明，细胞一旦脱离原始生存环境，其表型或许会发生改变。当移植到不同营养和氧浓度需求的新环境中，细胞的生物学性能和活性会进一步受到影响。需要更多信息来确定细胞达到最佳功能所需的最理想刺激信号(培养基所需的细胞因子)。同样,也需要更广泛的研究来明确刺激移植细胞的合适培养环境(氧浓度、培养瓶等)。为确定这些培养基的成分,我们需要确定生物治疗的靶点和目标:是增加新组织中的细胞增殖率?刺激基质合成?增加血管生成?提高细胞趋化性?还是实现抗炎/免疫调节功能?这些都是干细胞治疗在每一种特定组织中应用需要回答的关键问题。

鉴于目前使用外源性细胞技术的显著局限性,细胞治疗的下一个前沿领域可能是探究对已知存在于多种组织的宿主多能干细胞的刺激方法。这种"干细胞微环境"被认为与血管壁有关,并包含可能参与组织稳态和修复的细胞。这些细胞在适当的环境条件下具有诱导组织愈合和再生的潜能。目前的研究挑战主要是寻找利用和刺激这些内源性细胞的最佳方法。

另一个具有巨大潜能但是仍需要进一步科学探索的途径是诱导多能干细胞(induced pluripotent stem cells, iPSC)。这项 2006 年提出后来获得诺贝尔奖的发现,阐明转染具有四种特定基因的成人来源最终分化细胞,可以"重新编码"细胞,使其具有相当于胚胎干细胞的多能性表型。这种方法可不用考虑胚胎干细胞引起的伦理问题。使用 iPSC 的另一个优点在于它允许使用患者自身的细胞,因为细胞来源可以通过外周血样本或者微小皮肤活检而轻松获取。然而,目前还需要研究如何规避 iPSC 的潜在致瘤性,也需要进一步建立用于临床的 GMP 级细胞的大规模生产方法。随着与 iPSCs 大规模生产有关的制造工艺和设备的开发,其安全性、无菌性以及批次差异的问题也需要解决。

总之,应用可改善多种肌肉骨骼组织的基本生物学技术可能成为许多创伤和退变性骨科疾病治疗的下一个前沿领域,但需要做进一步的基础和转化研究,来实现这些方法的巨大潜能。

(张雪莹　译)

第三十二章

我是机器人还是外科医生？

Am I a Robot or a Surgeon?

Iswadi Damasena

当第一次面对关于骨科运动医学未来的问题时，人们首先想到的是运动医学医生以后还有用武之地吗？抑或是运动医学的飞速发展和科技创新会在未来将运动医学医生淘汰吗？

预防胜于治疗！

关于运动损伤的预防已成为职业体育的一个重要研究领域。该研究的重点不仅是要完善预防运动损伤的策略，而且还要能提高运动员的恢复能力，使运动员在较短的时间内重返赛场。举一个这方面的事例，2017年，英格兰足球超级联赛俱乐部曼彻斯特联队在他们的运动科学与发展计划项目上花费了3000多万英镑。不过，就像任何企业一样，他们也希望看到投资的回报。此外，随着支出的增加，人们对提高成绩、身体恢复和康复的期望值越来越高。因此，在运动科学和减少伤病的所有投资中，运动员是否有可能避免重大伤害，从而完全避免外科医生的手术？答案无疑是，不！

在澳大利亚，过去15年ACL手术增加了43%。这一增长的主要原因是对损伤认识的提高，筛查和影像学检查更加便捷，体育项目特定的强化训练计划，很多体育运动参与者的年龄较以往有所增长，以及更多接触骨科医生的机会。受伤率上升的一些原因也必须归咎于高级别的比赛，这些比赛对运动员提出越来越高的要求，这是由大众的喜好决定的。这方面的一个典型例子是澳大利亚足球联赛，它以制定规则而闻名于世，甚至每年改变它的规则来保持比赛的快节奏、刺激性，从而满足观众的需求。运动员是否承受着更大的压力，是否预示着更多的伤病？对此，我不能肯定，但必须提出并回答这个问题。更重要的是，我们必须扪心自问，作为运动医学医生，我们是否在配合这些规则，让患者（运动员）受到伤害？

体育科学已经走了很长一段路，我们对运动员能力以及如何改善运动成绩的理解也在不断加深。但是，如果体育科学的重点纯粹是追求更好的表现，那么它是否以牺牲运动员的最大利益或福祉为代价？奥林匹克格言"更快、更高、更强"追求的是什么？我们是在逼迫我们的运动员不断突破极限来实现这一目标，而在他们不可避免地变得更慢、更差和更弱的时候抛弃他们吗？

直到最近，我才了解到一些分析运动员 DNA 和遗传营养特征的科学术语，如预防基因组学和营养基因组学。这些方法使得体育科学家能够针对运动员的个体，以确定运动员的受伤风险状况，甚至可以量化它，然后修改他们的训练计划和比赛日期并相应地进行恢复训练。我的问题是，这会延伸到运动医学医生吗？我们已经看到有高水平运动员的体育俱乐部要求运动医学专科医生为他们的运动员提供特定的手术方案、手术技术或前交叉韧带重建移植物类型。难道不是运动医学医生经过对运动员，或者更准确地说，是对他们的患者而不是俱乐部，进行仔细地咨询和评估后来确定对患者的最佳治疗方法吗？毕竟，我们多年的临床轮转教会我们始终要顾及患者的最大利益，不仅是为了延续他们的职业生涯，也是为了他们今后的正常生活。我们必须倡导重返赛场并不是伤病运动员的唯一目标。

现在，我并不是说体育科学正在试图改变这一哲学，但如果只关注对人类机体性能的客观衡量，那么，人，作为主体，就可以被忽略。这正是我所担心的事情。作为外科医生，我们的角色不应该仅仅是像一台机器人一样去修复受损的零件，我们需要成为患者优先理念的倡导者。

（彭智　译）

第三十三章

监管之人，谁来监管？
Who Will Guard the Guardians?

Willem M. van der Merwe

循证医学（EBM）一直是提高全民健康和运动人群健康的主要信息获取来源之一。EBM 用来指导医学实践，以基于精心设计和实施良好的研究得出的证据来优化决策。

信息爆炸时代通过技术手段可以轻松地进行资料收集。以患者反馈结果为衡量标准之所以变得越来越受欢迎是有充分的理由的，患者的感觉对评价治疗效果很重要，而不是主治医生对他已完成工作的看法。每位患者都能及时反馈其所接受治疗的疗效，并在一些免费的应用程序或数据库上报告结果。因此，我们将得到丰富的关于治疗结果的信息，而我们如何使用这些信息将决定未来治疗方案选择。

人工智能将在未来的医学领域占据主导地位，它可以收集和分析所有数据，指导治疗方法改进。这听起来似乎很合理，但这些数据的分析结果取决于数据的质量。问题是：谁在收集这些数据，谁可以从中受益？管理数据库的费用是非常昂贵的，因此它们将由私人出资者或国家财政赞助。他们可能想用这些数据库来证明昂贵的介入性手术是不必要的，抑或是设备的制造商可能想要证明这些植入物的成本是合理的。

我们如何收集所有信息以及如何对其进行分析是我们将来将面临的

最大挑战，例如，何时剔除"虚假信息"，何时接受可靠的临床证据。

现在是专家意见再次发挥更大作用的时候了。数据的质量及其分析方式应由专家检查和控制。比如：长期以来高质量期刊中经过同行评议的文章为我们提供了很好的参考依据，而质量不佳、设计不当的开放期刊则不能。

因此，问题在于大量的虚假信息可能淹没可靠的证据，而我们可能被控制这些海量信息的人及其动机所摆布。我们在许多其他领域都看到了这一点，尤其是在政治上，谣言和虚假新闻的确影响了人们，因为人们愿意相信某些事情，并愿意接受能证明这一点的信息。民粹主义在骨科领域中的表现就像其在政治活动中一样活跃，我们都愿意相信某些特殊的材料或操作会让我们的生活恢复原状，但是这样的尝试往往有害无益。因此，似乎有太多的与事实相悖的证据。

你可能会认为在这种情况下，唯一的解决方案是让专家来决定，但是我持相反的观点，当"专家"决定什么是好什么是坏时，危害会更大，无论你赞成或不赞成，这种情况都会存在。对于专家的意见我们也要批判地接受。

未来是人工智能的时代，它将独立分析所有数据和信息，并使用计算程序来推荐适当的治疗方法。人工智能也有失误和出现问题时，但是因为这些缺点而回归专家主导的医学将会更加危险。人工智能和计算程序会改变骨科和运动医学吗？我会说，是的，必须如此。希望有一天，人工智能也能使我们的政治体系更好地运行。只有人工智能才能真正做到不偏不倚，所以现在就做好迎接人工智能的准备吧。

（戴祝　译）

第三十四章

不要延迟担忧！
Don't Wait to Worry!

James R. Andrews

在过去的几十年中，骨科运动医学领域的发展取得了显著进步，并继续以指数级的速度增长。但在这个特别的领域，医生、理疗师、训练员、教练、媒体和运动员，往往会在得到强有力证据之前对某些事情大肆炒作、妄下结论。

运动医学未来的关注领域如下。

- 体查诊断技巧的丢失。
- 在缺乏证据的情况下，未经验证的骨科生物治疗的临床应用。
- 机器人手术和缺乏成为真正外科医生所需的基础技能培训。
- 需要运动医学医生来履行不断增加的行政职责和电子病历操作。
- 费用的减少和我们未来的年轻外科医生对经济效益的追求。

对体格检查的忽视不是一个新的问题。艾伦·G·安普莱在 1964 年发表的一篇文章中宣称："几代医生警告说体格检查正处在萎缩的风险中——他们一直都是对的。""失用性萎缩"在骨科中尤为常见[1]。从来没有像今天这样真实，而且它很可能会持续到未来。就好像 X 线片被忘记了一样，全能的 MRI 取代并消灭了历史上曾有艺术美感的体格检查。

我已经看到骨科住院医师培训水平的下滑，这使得我们进入运动医学培训的年轻外科医生由于专业技能的不足而在手术室处于不利地位。这可能与在有限工作时间内需要不断学习以增加运动医学专科知识有关，当然这也与运动医学学员的期望相符。将来基础培训可能不得不精简，专业培训将相应延长。

越来越重视绩效评估和管理会耽误很多时间，而这将使我们关注患者的时间减少。这将对医学实践的方式以及如何治疗患者产生不良的影响。

最后一个担忧不可避免地与逐渐减少的报销额度和经济困境相关。

我们运动医学外科医生将面临挑战，由于报销额度减少，需要更多地关注经济效益。而这样的关注势必会影响我们为患者做最好的治疗。如果增加收入的欲望成为一个医生行医的主要目的，那么患者的利益肯定会受损。我们年轻医生应该永远不要让金钱干扰我们对患者做最有利的抉择！

总体而言，我们年轻的运动医学专家的未来仍然一片光明。他们应该积极主动，并以统一的声音回答未来问题的答案。"等待烦恼"（也称为" WTW"- wait to worry）这个古老格言告诫我们不要被未来的问题所击败。

（鲁安洁　译）

参考文献

[1] Apley A G. Intelligent kneemanship[J]. Postgrad Med J, 1964, 40(467): 519-520.

第三十五章

虚假信息来袭！
The Threat of Fake News!

Peter MacDonald

前交叉韧带（ACL）重建手术是目前 ACL 断裂治疗的首选方案。但情况并非总是如此，未来的趋势也可能会朝新的方向发展。在 2015 年，范德莱斯特等人通过引入 ACL 直接缝合修复，使得部分 ACL 断裂的患者不再需要进行重建手术，这一治疗方向的转变，在我看来，是年轻一代膝关节外科医生在步入运动医学大门时需要予以极大关注的转变方向[1]。

几十年前，人们便认为可以通过缝合修复韧带来解决 ACL 撕裂的问题[2, 3]。对缝合修复手术的首次记录可以追溯到 1895 年，当时罗布森爵士对一名 41 岁的男性进行了 ACL 缝合修复手术[4]。几十年后，许多作者认为这种治疗可能不如日益流行的 ACL 重建术，所谓的高水平随机临床试验研究发现：ACL 缝合修复术存在再撕裂率高，持续不稳定率超过 50%，关节疼痛、僵硬和骨关节炎等问题。正因为如此，重建手术成为运动员 ACL 断裂治疗的首选方案[5-7]。

但是，我们是否会过于教条地认为重建术优于修复术？我们是否有可能过于轻松地从一种教条(全部进行缝合)"转移"到另一种教条(全部进行重建)？现代缝合修复技术、加速康复理念和修复再生医学的发展，是否会使得缝合修复手术比重建手术更有吸引力？

我们需要认识到，并非每个ACL断裂都是一样的。正如范德莱斯特等人的描述，早期的研究没有对ACL撕裂位置进行分型[1]。事实上在20世纪80年代，有作者就报道过：与修复无效的其他类型ACL撕裂相比，近端撕裂(从股骨髁剥离)的患者可以获得更令人满意的效果[8]。也正因为如此，更多的作者开始回顾所谓的高水平随机临床试验研究文献并挑战20世纪90年代以来存在的"ACL重建是唯一应该为患者提供的技术"的教条。最近，基于MRI等较新诊断技术的证据允许医生确定ACL撕裂的位置和分型，与迅速发展的关节镜技术相结合，不仅可以使得ACL缝合修复成为可能，还可以通过加入内支架材料增强ACL初始稳定性，促进缝合修复术的愈合并取得比传统重建术更快的康复速度[9]。这些发现与ACL只能重建的教条相反，ACL撕裂治疗"可以"根据撕裂类型和撕裂时间制定个体化的治疗策略。

在我看来，只要有利且在条件允许的情况下，就应该进行ACL修复术。如果运动员期待能更快恢复，对于年轻、急性的近端ACL撕裂患者，我会更倾向于做ACL缝合修复手术而不是重建手术。两名滑雪运动员最近进行了ACL缝合术而非重建术，却能在术后4~5个月参加2018年韩国平昌冬季奥运会比赛，就是很好的例证。话虽如此，重建手术仍然是目前ACL断裂治疗的金标准。

关于ACL断裂治疗的故事是骨科术式如何转变的众多故事之一。对于年轻的骨科医生来说，这也是一个很好的例子，说明人们如何因所谓的高水平论文而产生偏见，而这篇论文甚至不一定使用了最好的方法。在过去的5年间，前叉领域发表了6000多篇研究文章，鉴于我们生活在充斥着假新闻的大环境中，我总是担心我们的医生是否能够区分哪些是优质研究，哪些是被过度诠释或质量差的研究，因为这些研究往往会影响他们的临床决策。上述例子向我们表明，年龄稍大、经验更丰富的外科医生也都已经从完全进行重建手术转变为选择个体化缝合或重建术的模式，希望通过以上故事对未来的医生们能有所警示。

（何金深　译）

参考文献

[1] List J P, Difelice G S. Primary repair of the anterior cruciate ligament: a paradigm shift[J]. Surgeon, 2017, 15(3): 161-168.

[2] Donoghue D H. An analysis of end results of surgical treatment of major injuries to the ligaments of the knee[J]. J Bone Joint Surg Am, 1955, 37-A(1): 1-13.

[3] Palmer I. On the injuries to the ligaments of the knee joint: a clinical study[J]. Clin Orthop Relat Res, 2007 (454): 17-22.

[4] Robson A W. Ruptured crucial ligaments and their repair by operation[J]. Ann Surg, 1903, 37(5): 716-718.

[5] Andersson C, Odensten M, Good L, et al. Surgical or non-surgical treatment of acute rupture of the anterior cruciate ligament. A randomized study with long-term follow-up [J]. J Bone Joint Surg Am, 1989, 71(7): 965-974.

[6] Engebretsen L, Benum P, Fasting O, et al. A prospective, randomized study ofthree surgical techniques for treatment of acute ruptures of the anterior cruciate ligament [J]. Am J Sports Med, 1990, 18(6): 585-590.

[7] Feagin J A, Curl W W. Isolated tear of the anterior cruciate ligament: 5-year follow-up study[J]. Am J Sports Med, 1976, 4(3): 95-100.

[8] Strand T, Engesaeter L B, Molster A O, et al. Knee function following suture of fresh tear of the anterior cruciate ligament [J]. Acta Orthop Scand, 1984, 55 (2): 181-184.

[9] Taylor S A, Khair M M, Roberts T R, et al. Primary repair of the anterior cruciate ligament: a systematic review[J]. Arthroscopy, 2015, 31(11): 2233-2247.

第三十六章

大爆炸及其影响

The Big Bang and Its Fall Out

Mervyn J. Cross

在 1970 年骨科运动医学"大爆炸"式发展的黎明，我见证了许多伟大的里程碑式的进步，也目睹了许多可避免的失败。我最担心的就是追随大流，比如关节内人工韧带的废弃，外侧松解治疗髌骨不稳定和切除髌上囊滑膜皱襞。

国际交流使我们能够看到和听到世界各地正在发生的事情，越来越多的骨科运动医学期刊进一步增进了学术交流。然而，为了出版而出版的倾向是另一个值得关注的问题。对数据的解释、收集、理解和最终呈现是一个重要的而让人担忧的事情，因为关于"循证医学"的真正定义仍在讨论中。

我的主要问题是，我们仍然不能确定前交叉韧带（ACL）重建的最佳移植物。我们很少听到关于使用腘绳肌腱进行 ACL 重建的并发症、肌肉运动幅度的丧失、肌腱再生时的瘢痕形成和生长迟滞。我仍然看到很多非解剖性的骨道，特别是经胫骨钻取股骨隧道。事实上，我在审稿和听演讲中遇到过许多非解剖隧道却汇报出了良好结果的例子。此外，关于保守治疗 ACL 撕裂的争论已经重新出现，需要进一步探索。在 ACL 近端撕裂的情况下，特别是在活动度较低的患者中，仅用支具固定仍可能发挥维持稳定性的作用。

我预测，当我们意识到髌骨内侧韧带只是内侧结构的增厚，它通过股内侧肌的扇形扩张连接到髌骨，髌骨内侧韧带重建手术将会消失。需要更多的努力来理解髌骨是籽骨，不具有与固定关节相同的结构。它活动度很大，有7个方向的自由度，因此不能通过腘绳肌腱并在股骨和髌骨上钻取两个有疑问的固定点来拴住固定。

在骨科运动医学中，长期随访是极其困难的。患者大多是流动性强的年轻人，因此不容易追踪。通过给患者奖励来改善随访的方法可能不是最好的抽样方法，而且可能造成选择偏畸。但是，我们是否需要最严格的科学方法来确定我们的治疗效果？大多数骨科运动损伤手术治疗的理由是普遍接受和容易验证的。但是，每个患者都需要根据每个个案的情况来接受治疗。以半月板桶柄状撕裂的治疗为例，通过切除撕裂的半月板可获得非常有效的治疗，但仍有一些人有修复的指征。这说明了我们的困境，我们是否可以进行双盲试验来确定治疗这种疾病的最佳证据。

不存在一种能处理所有病例的简单的治疗方法。此外，最令人沮丧的是没有两个人是完全一样的，甚至双胞胎都会有差异。所以，对一个人起作用的东西可能对另一个人不起作用。期望未来我们在研究中做到诚实，把会议时间专门用于有根据的讨论，而不是聊天。我们当然可以通过社交媒体进行学术交流，在 Vumedi 等平台上与同行们分享我们的新技术，但我们更期待在线下见面，当面进行学术交流。

（何春荣　译）

第三十七章

瑞士奶酪理论：流程的重要性是否在医学艺术之上？
First the Process, Then the Art of Medicine? The Gruyere Theory

Philippe Neyret

　　首先，我想从一件小事开始来说明流程的价值。在华盛顿参加美国骨科医师学会（AAOS）会议期间，因为我 10 岁的儿子的左脚跟很疼，我和妻子带着他去了医院。他的疼痛在从法国到美国的飞机旅程中开始发作，而且很剧烈。尽管接受了药物治疗，在我们到达美国的第二天晚上，他还是无法入睡。在医院的头 6 小时内，有四名医生帮他诊治。他做了 MRI 检查，但没有发现肿瘤、感染或应力性骨折的明确证据，因此计划进行活检。我们为准备手术办理了入院手续。作为入院流程的一部分，我们被问了 5 次同样的问题：姓名、病史（所有信息均已经记录在案）、出生日期、身高、体重等。突然发现几位医生在深入讨论我儿子的病情，原来通过核对发现药物的处方剂量完全错误，药物剂量与我儿子的体重不相符。据医务人员讲，如果没有按照流程进行核对可能酿成医疗事故，但幸好这一严重的错误被避免了。

　　这就是流程管理防范风险典型例子，因此诞生了瑞士奶酪理论（事实上，我的故事属于大孔奶酪理论，因为如大家所知，瑞士奶酪理论的奶酪很小，基本不会形成漏洞）。除航空业外，这一理论还用于许多工业章程。这个理论很简单,如彼此重叠的上面有孔的奶酪层数越多(核对次数越多),孔对齐的概率就越小(越难发生事故)。其简单之处在于,作为流程清单的一部分就是重复某些基本步骤,这些步骤由许多人在不同的时刻确认,因此发生错误的风险就更小。这在航空业得到了广泛采用,事故发生率显著降低。但是,也有一种令我担心的相反的观点。

我们每天都看到医生在患者咨询过程中,面对着电脑屏幕、敲着键盘,填写着没完没了的表格。护理工作更是如此,现在的护理人员相当一部分时间都花在无休止地回答看似愚蠢的问题上,比如房间的清洁程度。虽然所有的责任都与流程有关,但患者不再是被关注的中心。更为重要的是,从医学法律的角度来看,遵守流程的所有规定是至关重要的,甚至比医学艺术本身更重要。现在出现了一种趋势,即外科手术的一致性,所有外科医生都采用相同的技术,接受相同的教育,并遵守严格的指南。总之,外科医生被要求严格按照标准化的管理计划工作,在如何治疗患者方面没有思考或创新。具有想象力、创造力、首创或创新精神的外科医生不被需要。等待我们的是一个高效但却无聊的系统。

工作流程比外科医生更重要,也可能比医学艺术更重要。在法国,预防介入原则已被列入国家宪法。其目的是为患者提供保护,使其免于接受外科医生心血来潮的、未告知的和武断的治疗选择。尽管如此,法国也有伟大的骨科创新史。如果在过去,一些外科医生做出了令人失望的选择,我们肯定会为此感到愧疚,但我们能够从中吸取教训,并在这些错误的经验背后取得进一步的发展,最终使其他患者受益。在这个以和谐化、标准化和共同化为关键词的时代,我提倡医学专业的多样性、卓越性和创新性。

我担心那些想把适用于飞行员的规则同样应用于我们的专业机构。我仍然认为患者是我们的小学生。我们的使命和目标应该比简单地执行章程和准则更好。

按照既定且复杂的章程来办事既有益处又有不足。益处是按流程办事能有效降低出错的概率，不足是会浪费医护人员大量的时间，而且医护人员关注的重点从患者转变为是否完成了自己负责的流程，这样对患者是一种伤害。我们的工作不应该仅仅是简单执行流程的工具人。

（何利雷　译）

第三十八章

"绳索"的复杂性
The Complexity of a 'Rope'

Christopher C. Kaeding

是否很多事物都如同"绳索"一样简单？我仍记得在我职业生涯之初，多数医生将前交叉韧带（ACL）视作膝关节内一个静态的"缰绳"，为膝关节力学"四柱铰链"结构滚动/滑动机制的一部分。这是一个纯力学的观点，将 ACL 视为膝关节的一个"绳索"，并且有断裂的可能。当 ACL 断裂时，人们费劲心力进行研究以期寻找到一种力学强度足够的替代物，在膝关节力学等起止点处进行固定，同时重建 ACL。若膝关节 ACL 断裂，我们要做的就是找一种"绳索"替代，这种找"绳索"替代 ACL 的力学观点在学术上占主导地位，甚至仍在持续。

我们曾尝试人工 ACL"绳索"，但以失败告终，由此，我们开始认识到 ACL 是膝关节内一条有生命力的"绳索"，需要生物学技术的协同，从此，我们开始了对于 ACL 生物学技术方面加强研究。我们对 ACL 移植物进行 PET 扫描，发现移植物需要 2 年时间才能成熟，变为具有"生命力的绳索"。大家逐渐意识到，ACL 损伤除了有机械功能异常的原因之外，还有生物学因素参与其中，比如 ACL 损伤会加速膝关节退变。而这种退变即便在进行 ACL 力学替代后，仍在持续发生。在"绳索"损伤或是修复后，我们越发专注于膝关节内这些非机械性、生物性后果及其对于健康膝关节的长期影响。

随着我们对于 ACL 理解的不断深入，ACL 损伤侧膝关节的肌力下降越发明显，这说明损伤侧同时存在神经—肌肉损伤，导致平衡与保护反射机制受损。由此，大家逐步理解到 ACL 是一个神经感受器和神经传入器官。这条"绳索"开始看上去有一些复杂了，随后，大家发现 ACL 损伤后，对侧"正常"膝关节同样会有神经—肌肉受损。近期，我的医院有一项研究发现，即使在 ACL 重建后"成功"回归运动的患者，他们中枢神经系统的运动控制通路也已发生了改变，这种变化是能够通过经颅电刺激逆转的。当然，还有很多工作要做，但能够确认的是 ACL 损伤或重建会导致大脑长期的重构。那么，这条在肢体远端的"绳索"是如何影响大脑的呢？

在过去的数十年间，我们关注恢复这条"绳索"的机械功能，因此，更注重 KT-1000 和一些其他的机械指标来评估新"绳索"的功能，我们能够在重建后成功恢复膝关节稳定性，但是，我们也发现，虽然力学稳定恢复性较为成功，但是仍有 50% 的"成功"案例显示患者无法恢复到伤前的运动水平，这让我们感到十分惊讶。在对这些无法回归伤前运动水平的案例进一步分析中，我们发现运动恐惧或是害怕再损伤也是影响运动水平恢复的重要因素。因此，这根"绳索"会在损伤后引起心理方面的后遗症。有心理学家表示，相比外科医生对膝关节的了解，在术前进行心理学评估能够更好地预测临床疗效。综上所述，对于患者来说，单纯"绳索"替代并不能保证患者的成功恢复。

我所罗列的以上案例，说明了我们全方位地低估了 ACL 损伤的复杂性。在回顾我们之前将 ACL 视为一个仅有力学功能的静态"绳索"及其损伤后只做机械性能恢复治疗时，我们是多么地幼稚；我们严重低估了 ACL 损伤后在神经功能、生物学以及心理学方面的影响，它的复杂程度远远超过我们的认知。作为一名骨科医生，我们在认识人体复杂性和身心互动方面，是失败的，并且也不是唯一的。在此，希望目前的，特别是年轻的研究者们以及创新者们记住：当你们去探索骨科前沿的时候，千万不要犯我们这代人的错误，将 ACL 仅仅当作一条"绳索"，而低估了人作为一个整体的复杂性。

（徐才祺　译）

第三十九章

心中无路，则随波逐流

**If You Don't Know Where You Are Going,
Any Road Will Take You There!**

Harvinder Bedi

在医疗道德准则中，知情同意权是一个不可或缺的部分。具体表现为医疗服务提供者应向有自主决定能力的患者提供必要的病情信息，患者享有自愿选择接受或拒绝治疗的权利[1]。作为该权利的一部分，患者需要被告知以下几个方面的信息：拟实施治疗方案的基本原理和性质，合理的替代治疗方案及相关风险，以及每种治疗方案的优势和不确定因素。

为了达到上述目的，必须了解疾病或损伤在潜在环境下的自然病史发展。没有这些知识，我们无法评估拟实施的干预措施对患者的影响。这一点在运动医学中至关重要，因为越来越多的运动员倾向于接受手术治疗，以期缩短恢复时间和改善临床预后。

最近一些专家共识对广泛应用关节镜手术治疗肩峰下疼痛、退行性膝关节炎等常见疾病提出疑问[2, 3]。

在我自己的亚专科，足踝外科手术中，对于下胫腓韧带及跖跗关节复合体损伤，采取内固定手术治疗的比率不断增加，尤其对于一些无明显并发骨折的损伤。出现此现象的原因是复杂且多方面的。其中最主要的驱动因素包括韧带损伤成像技术的改进，MRI 技术检测病灶细微变化的能力，以及更高的分辨率图像技术和更完善的功能测试(如负重 CT 扫描)。其他因素包括：手术植入物和技术的改进，使整个手术过程更易完成；对于轻症患者的良好疗效给我们带来的信心与肯定，即使该疗效可能只是反映了此种环境下的自然恢复过程；对保守治疗可能出现不良预后，进而需要进一步手术治疗并延长恢复时间的担忧；手术治疗方案带来的经济收入也刺激着外科医生和整个骨科行业。

　　然而，在广泛推动手术治疗的同时，我们并未充分了解非手术治疗这些损伤所产生的预后。过去，许多这样的损伤没有被发现，因此没有得到治疗。其中一部分会继续发展形成不良预后，而我们却只有极其有限的证据来判断哪些损伤可能出现上述结果。

　　2017 年我们用"踝关节/下胫腓韧带/损伤/治疗"这几个关键词在 PubMed 数据库上进行了粗略的文献检索，可以得到一些有趣的结果。检索共发现 82 篇文献，其中 10 篇与我们的讨论无关，12 篇是与解剖有关的研究，4 篇是综述，57 篇讨论了多种手术技术和术中评估稳定性的方法[4]。值得注意的是，只有一项研究揭示了这些损伤的长期预后结果。因此，依据这些文献来评估手术预后或发展新手术技术是明显存在偏倚的。

　　显然，我们迫切地需要获得高质量与自然病史相关的研究数据。比如，海威留斯等[5]人进行了一系列持续数年的研究，让我们对非手术治疗初次肩关节前脱位有了极好的了解。正是基于此(非手术治疗可能效果不佳)，早期手术治疗随之出现并成为一个可行且合理的选择。如果没有这样的研究支撑，我们将面对广泛的批评及质疑，再者，我们同样需要这些研究数据来证明，从伦理及专业角度看对患者进行手术治疗是合理的。

（黄煜钊　译）

参考文献

［1］ Appelbaum P S. Assessment of patient's competence to consent to treatment［J］. N Engl J Med, 2007, 357: 1834-1840.

［2］ Schreurs B W, van der Pas S L. No benefit of arthroscopy in subacromial shoulder pain［J］. Lancet, 2018, 391(10118): 289-291.

［3］ Siemieniuk R A C, Harris I A, et al. Arthroscopic surgery for degenerative knee arthritis and meniscal tears: a clinical practice guideline［J/OL］. BMJ, 2018, 52(5): 313. https://doi. org/10. 1136/bjsports-2017-j1982rep.

［4］ Ray R, Koohnejad N, Clement N D, et al. Ankle fractures with syndesmotic stabilization are associated with a high rate of secondary osteoarthritis［J/OL］. Foot Ankle Surg, 2019, 25(2): 180-185. https://doi. org/10. 1016/j. fas. 2017. 10. 005.

［5］ Hovelius L, Rahme H. Primary anterior dislocation of the shoulder: long-term prognosis at the age of 40 years or younger［J］. Knee Surg Sports Traumatol Arthrosc, 2016, 24(2): 330-342.

第四十章

前路无忧

What's the Use in Worrying?

Peter J. Millett

　　我刚刚完成了一台关节镜下肩袖损伤修复手术，是今天的第四台镜下肩袖修复手术，不禁扪心自问："然后呢？下一个需要攻克的悬而未决的运动医学难题是什么？"在我相对短暂的骨科从业生涯中，我已经见证过了这类手术的进步过程：从一个复杂漫长且预后很难估计的三角肌开放式修复手术，发展成为一个可重复操作的、微创的、固定可靠且预期结果良好的关节镜下手术。多数情况下，我们能够通过微创的关节镜入路，修复各种类型和大小的肩袖撕裂损伤。我们可以使用生物力学上最优化的修复操作方案，使得患者的身体能快速地恢复到正常的功能水平。这是多么令人兴奋啊！"担忧"这个词也许可定义为：内心屈服于焦虑与不安或者沉浸于困难和麻烦的思想挣扎中。

　　出于很多理由，我认为现在可不是担忧的时候。第一，考虑到运动医学领域快速的发展，实在没有必要担心骨科运动医学的未来。在我看来，骨科运动医学是医学中最令人振奋的领域，也是一个有着坚实基础的领域，并且看起来有望在未来持续发展。运动医学有着太多令人期待的发展前景了。随着各类令人激动的新技术的应用，患者不仅能快速恢复并且预期效果良好。人口统计学显示人们愿花更多时间运动锻炼将成为一种趋势。同时坚实可信地专注于基础医学、临床效果和患者报告的临床结果的研究，均使得运动医学的未来从未如此光明。

运动医学的未来依赖并且只依赖于这些创造它的优秀的专家们。而这一点，同样无须担忧。据我观察来看，我坚信我们是足够幸运的，因为我们拥有了新一代运动医学外科医生的加入。他们能力出众、灵感丰富。整个骨科的发展趋势喜人。有句经典的话是这样的："预测未来最好的办法就是亲自创造它。"我相信在运动医学的大家庭里，已经拥有了很多无比聪明的大脑。这些优秀的大脑将会吸引更多来自医学院和科研机构的精英们的加入，这样的团队将创造出愈加美好的未来。我个人的经验告诉我，对于人才的储备依然要心存敬畏。正如我在刚刚完成的运动医学进修医生面试时所说：他们既令我吃惊又令我心存谦卑，这些拥有高超技巧、聪明睿智且潜力无限的年轻外科医生们正急切地涌入运动医学领域。每年我都会惊讶地问这样的问题："怎么会收到这么多令人兴奋的申请函？他们都是从哪里来的？"这些优秀的医生长期受教于顶级的大学、医学院、住院医师规培机构，总是在执照考试中名列前茅，而他们却依然虚怀若谷，保持着对运动医学的渴望和热情。他们明显区别于同辈人那种无所事事的懒散做派，相反，他们精力充沛，高度专注，执行力出众，聪明好学且富有爱心。他们一定能将我们的专业推进到我们梦之所往的彼岸。

过去的 20 年是运动医学令人激动的 20 年，伴随关节镜技术的出现，社会运动人口的增长，大众体育运动时间的延长，材料学的进步，运动医学已经成为骨科学的一个重要亚专科。所有的这些因素都深刻影响了运动医学的发展。我们掌握了前辈们无法想象的治疗方法。

但这些成就并不足以让我们高枕无忧、止步不前，因为我们还有很多工作需要做，还有很多亟待解决的难题需要面对。尽管前路漫漫，挑战无限，但我相信，因为有你们——最聪明的、富有雄心的精英们，因为你们的加入，运动医学将伴随新科技的发展，为我们的患者提供越来越优质的医疗服务。这样的创造力让我们信心满满，无惧未来！

（董江涛　金灵鹏　译）

第四十一章

高科技技师与临床医生

High−Technology Technicians Versus Bedside Doctors

Joan · C · Monllau

美国骨科医师协会（AAOS）提出，骨科是一门通过药物、外科手术和物理康复手段对四肢、脊柱和相关结构的解剖和功能进行研究、保护和治疗的医学专业。除了肌肉骨骼系统的创伤外，目前其专业领域还涉及骨骼周围的生长障碍和发育问题、退行性关节炎和先天性畸形。为此，该专业一直在不断改进和革新，骨科医生目前在日常诊疗中广泛使用大量现代技术和设备。

近几十年来，微创手术、关节镜、导航、机器人技术以及最近的生物治疗技术应用越来越广泛。这些技术使一些骨科手术更容易、更具成本效益，并有助于提高患者的满意度。这些技术如果不能跻身于骨科医生从事的大部分工作，就可能被淘汰和革新。

本文从医生的角度展望当前的骨科诊疗发展趋势及预测骨科专业在未来几年可能的演变。

1. 减少或取消住院——新的模式

在许多公共卫生系统强大的欧洲国家，许多医院超负荷运转，因为床位短缺，有些手术必须取消并延期，如关节置换手术等。从这个意义上说，在不降低患者诊疗质量的前提下，通过新技术促进医疗效率提高，以解决床位不足是相当重要的。在过去的 30 年里，关节镜手术已经从起步发展到完全成熟。就像关节镜下股骨头成形术（髋股撞击综合征 Cam 成型），多年前看来不可思议，而现在已经是日间手术。

除了节省费用外，这种趋势给患者带来的一些额外好处可能是让他们在一个更安全和更舒适的环境中接受诊疗，以减少高毒性病菌所致院内感染的风险。

2. 从导航到机器人手术

20 世纪 90 年代初导航技术被引入到骨科手术，用于规划和优化定位关节置换植入物。由于有证据显示导航手术相较于传统手术有明显优势，机器人理所当然地成为下一步被引入的对象。现有证据有力表明，机器人手术在前列腺和腹部手术方面更安全和更有效。到目前为止，患者和医生都对机器人手术表现出极大的兴趣和热情。然而，对于骨科植入物，如关节置换植入物，或其他假体，在机器人辅助下得到精确定位，是否降低了失败率还没有得到证实。这些疑虑和关切将在未来数年得到回应。同时，外科医生应该在这项技术的潜在优势和机器人设备所需的大量资金投入间权衡利弊。

最后且同样重要的是责任问题。即使是机器人也会犯错，在这种情况下，谁将替犯错的机器人承担责任？是主导手术的外科医生还是机器人制造商？这一重要问题应在机器人大规模使用之前加以解决。

3. 生物治疗——新的前沿

在过去十年中，生物治疗技术的应用发生了巨大的变化。这些治疗方法试图通过调节损伤部位的微环境来促进肌肉骨骼组织的再生和修复。使用富血小板血浆（PRP）、干细胞治疗方法和支架具有相当大的治疗潜力，但它们目前的作用存在争议，特别是 PRP。目前，有待进一步研究的在合适的支架上置入或不吸附种子细胞的疗法似乎是一种更精确和可靠的治疗方法。

在未来 20 年，将确定最合适的细胞和支架，并添加特定的生长因子。这种治疗方法很可能应用于大多数肌肉骨骼损伤，包括软骨、半月板、韧带、肌腱甚至骨骼受损。

我觉得患者仍然希望人类骨科医生（区别于机器人）在治疗过程中与他们在一起，因为骨科医生—患者关系的一个重要组成部分是通过沟通和鼓励建立的。因此，我不认为机器人在未来会取代人类作为保障骨科医生。

然而，由于新技术会有助于提高医术的准确性和安全性，外科医生在门诊花费大部分时间看他/她的笔记本电脑而不是与患者保持沟通交流，我们需要去改善这个现状，因为患者更需要与临床医生直接沟通以获得信任和安全感。这将是今后几十年要努力解决的问题。

（马勇　译）

第四十二章

前交叉韧带损伤"重手术，轻康复"现状
Surgery Is Overvalued and Rehabilitation Undervalued Following Anterior Cruciate Ligament Injury

Christian J. Barton

一位职业足球运动员前交叉韧带完全断裂后，经过 8 周的非手术治疗重返赛场——这个标题是我从 2015 年《英国医学杂志》(*BMJ*) 发表的个案报道中得到的启示[1]。

毫无疑问，前交叉韧带 (ACL) 断裂对个人的运动生涯和未来的生活具有重要影响。而早期的手术治疗是大众接受并能得到医保支持的。术后的恢复期漫长而艰难。普遍接受的手术方式有两种：自体腘绳肌腱移植和髌腱移植。但是，哪一种手术方式疗效更好？是否还有其他更具有潜在价值的手术方法目前仍不清楚。

对于 ACL 损伤患者，目前主流的重建手术其效果在许多情况下可能被高估了。尽管存在争议，但在医学界和外科领域普遍的观点是，重建手术能有效提高患者重返赛场的概率和降低骨关节炎发生的风险[2]。术后，运动员通常被告知他们的膝关节已修复好，时间一到，他们即可恢复运动。然而，强有力的证据告诉我们，成功恢复运动的比例约为 65%（良好）[3]，再断裂率依旧很高（约 23%）[4]。此外，重建手术有可能导致患侧

膝关节医源性损伤，同时存在供区（腘绳肌或髌腱）损伤[5]。难以置信的是，在接受重建手术的运动员中，98%的患者认为他们患侧膝关节发生骨关节炎的风险几乎不会因此而增加。实际上大约40%的患者在ACL损伤后的14~15年内会出现影像学上的膝骨关节炎[6]。而且从长远来看，接受手术治疗和非手术治疗的患者之间骨关节炎的发生率没有差异[6]。所谓的"手术修复"远没有达到修复的标准。

唯一一项高质量随机对照试验（Kanon试验），比较了非顶级运动员ACL损伤后早期重建手术与延迟手术行康复训练的疗效，研究显示5年内两组之间在功能、临床症状、影像学表现和运动水平方面没有差异[7]。尽管如此，在很多情况下患者ACL损伤后选择非手术治疗仍是少见的。根深蒂固的文化思想以及医学界和大众的传统理念，阻碍了类似的研究在顶级运动员中进行。然而，最近发表在 *BMJ* 上的一篇个案报道强调，一名顶级英超球员在ACL完全断裂后8周内已完全重返体坛[1]。重要的是，这名球员在18个月的随访中没有出现任何问题。

低估的康复价值

完成一项运动需要的是一个强大而有弹性的肌肉骨骼系统，而不单单是一条韧带。系统的康复训练应该是ACL损伤手术患者获得满意治疗效果的关键；部分不考虑手术或者过一段时间才能手术的患者，高质量的康复训练也很重要。然而，获得高质量康复治疗并接受标准化评估后能重返赛场的患者比例出乎意料的低，45%的地方级运动员在ACL重建术后3个月就停止了监督下的康复训练[9]。因此，运动员要修复ACL损伤后导致的多种功能障碍是极具挑战性的。基于现代运动科学认识，短时间的康复训练是远远不够的。目前，医疗专家以及公共卫生保障部门必须改变对分级渐进式康复训练低估的现状，因为这种低估可能导致较高比例的患者未能重返赛场及ACL再断裂率较高。

如何改变ACL损伤后治疗的认识和根深蒂固的理念应该是我们最大

的困扰。是时候停止花费大量资金和资源去研究如何优化手术方法以改善患者长期预后和帮助患者重返赛场。这些耗费包括用于令人担忧的再次兴起的人工韧带实验以及最近用动物(如袋鼠)肌腱进行的实验。我们必须停止这种盲目跟风,即 ACL 损伤后需要通过重建手术来"修复"。并致力于区分哪些人需要重建手术,而哪些人不需要。

基于循证医学,优先考虑非手术治疗应该是更合理的。然而,在很多医疗背景下,考虑非手术治疗仍是少见的。而且很显然一部分人不接受它可能是成功的。在讨论治疗方案时我们的表述也很重要。如果我们继续将这种非手术治疗方法称为"保守治疗",那运动员和医疗专家想改变这种做法的动力将依旧很低。"保守"一词必须淘汰,患者在这个词潜在意义的影响下,认为高质量的运动康复训练仿佛不能与手术相提并论。实际上在早期重建手术后,就应该实施已制定完善的分级渐进式康复方案,尽管过程艰难而烦琐。鉴于没有被广泛普及,因此需要所有医疗专业人员和社区服务人员的共同努力,去阐明高质量康复训练的重要性。

只有我们做好了,康复治疗才能体现很高的价值。通过高质量的患者教育、目标设定、及时反馈及反复的功能测试来增强患者的康复意愿,并且得到患者的认可至关重要。为了重返赛场,每个运动员必须接受个性化的指导。而这种指导是基于公认的抗阻训练原则和患者的需求所进行的渐进式运动和"任务导向性康复"训练。这些方法已获得显著效果并且已被世界顶级专家成功应用于 ACL 康复治疗中[8]。ACL 损伤后,无论是否选择重建手术,我们都必须停止重视手术和轻视康复的错误理念。

(周罗治非　译)

参考文献

[1]　Weiler R, Monte-Colombo M, Mitchell A, et al F. Non-operative management of

a complete anterior cruciate ligament injury in an English premier league football player with return to play in less than 8 weeks: applying common sense in the absence of evidence[J]. BMJ Case Rep, 2015, 2015.

[2] Marx R G, Jones E C, Angel M, et al. Beliefs and attitudes of members of the American Academy of Orthopaedic surgeons regarding the treatment of anterior cruciate ligament injury[J]. Arthroscopy, 2003, 19(7): 762-770.

[3] Ardern C L, Taylor N F, Feller J A, et al. Fifty-five per cent return to competitive sport following anterior cruciate ligament reconstruction surgery: an updated systematic review and meta-analysis including aspects of physical functioning and contextual factors[J]. Br J Sports Med, 2014, 48(21): 1543-1552.

[4] Wiggins A J, Grandhi R K, Schneider D K, et al. Risk of secondary injury in younger athletes after anterior cruciate ligament reconstruction: a systematic review and meta-analysis[J]. Am J Sports Med, 2016, 44(7): 1861-1876.

[5] Feucht M J, Cotic M, Saier T, et al. Patient expectations of primary and revision anterior cruciate ligament reconstruction[J]. Knee Surg Sports Traumatol Arthrosc, 2016, 24(1): 201-207.

[6] von Porat A, Roos E M, Roos H. High prevalence of osteoarthritis 14 years after an anterior cruciate ligament tear in male soccer players: a study of radiographic and patient relevant outcomes[J], Ann Rheum Dis, 2004, 63(3): 269-273.

[7] Frobell R B, Roos H P, Roos E M, et al. Treatment for acute anterior cruciate ligament tear: five year outcome of randomised trial[J]. Br J Sports Med, 2015, 49(10): 700.

[8] Grindem H, Risberg M A, Eitzen I. Two factors that may underpin outstanding outcomes after ACL rehabilitation[J]. Br J Sports Med, 2015, 49(22): 1425.

[9] Ebert J R, Edwards P, Yi L, et al. Strength and functional symmetry is associated with post-operative rehabilitation in patients following anterior cruciate ligament reconstruction[J]. Knee Surg Sports Traumatol Arthrosc, 2018, 26(8): 2353-2361.

第四十三章

运动医学医生需要承担起预防运动损伤的专业责任

The Professional Responsibility of Orthopaedic Sports Medicine Surgeons as Advocates for Sports Injury Prevention

Christopher Vertullo

　　健康倡导被定义为"医生利用其专业的工作和知识体系,采取一系列行动,促进社会、经济、教育和政治变革,旨在减少那些损害或威胁人类健康和福祉的事件发生"[1],并被建议列为运动医学从业人员职业精神的基本组成部分[2-4]。

　　作为一名运动医学外科医生,我们不仅要关注那些已经存在的运动损伤患者,更要关注那些虽未受伤,但处于危险之中的人,包括老龄人群及肥胖人群等。虽然运动损伤是不可避免的,但是通过低成本的神经肌肉训练,我们可以预防50%~80%的损伤发生。为了达到这一公共卫生目的,我们应该思考怎么做比较好,哪些是重点,可能存在的障碍在哪里?

　　目前,运动系统疾病不管是对个人还是社会都已经是相当严重的负担。比如肥胖和下肢运动损伤常常伴随膝骨关节炎的发生,特别是老年人群;而下肢运动损伤中的前交叉韧带损伤和半月板损伤高发于年轻人群。在运动损伤和前交叉韧带损伤的发生率不断增高的大背景[5]下,一些国家的住院患者中因运动导致损伤的患者人数已经超过了交通事故[6]。虽然目前运动医学外科医生在运动系统损伤的治疗方面取得了很大的进展，但是对于那些已经发生了损伤或者虽未发生损伤，却存在潜在运动损伤风险的年轻运动员的健康管理方面的关注，恰恰在某种程度上被忽略了。

近20年来，人们逐渐意识到很多下肢运动损伤不是不可避免的，比如通过经济实惠的神经肌肉敏捷性训练，可以避免50%~80%的下肢运动损伤[7-9]。因此，所有的骨科运动医学外科医生均有责任倡导健康运动方式，去预防下肢运动损伤。相比于数目众多的小型团队或个人，规模宏大的国家或国际医学协会比如ISAKOS，或者一些志同道合的组织联盟，在健康倡导方面更加高效。在澳大利亚，为了倡导国家运动损伤预防计划，澳大利亚骨科协会（AOA）主动联合了大量的临床和体育相关人员，组建了一个名为"儿童运动安全"的国家级社会联盟[10]。大型的医学协会通常有资源和能力，在他们擅长的特殊临床关注领域倡导开展长期项目。

一个设计合理并严格实施的健康倡导项目，对于完成公共健康目标是至关重要的。首先，目标必须清晰，比如以下两个目标"降低前交叉韧带损伤后骨关节炎的发生"和"到2022年，在12~25岁从事高风险团体运动的青少年中，急性前交叉韧带损伤发生率降低50%"，后者是一个更加容易理解、实施并衡量的目标。其次，一旦项目的目标确定了，所有的策略都围绕完成这些目标来设计。最好的设计就是一种"双赢"的结果，倡导者和既得利益者相互合作、相互配合，比如政府官员和运动员，他们可以主动参与并带领项目的实施执行，而不是被迫参与其中[11]。一个典型的例子就是前文提到的澳大利亚骨科协会的主动预防儿童运动损伤的项目。

临床医生对于健康倡导的反对和障碍可能来自政府、公司、社会利益组织或者个人[11]。另外一个常见的原因是不够重视。比如道路交通事故（RTA）就是一类最初常被忽视的公共健康事件，目前在一些发展中国家仍然广泛存在。交通事故创伤发生后，最开始的时候并没有引起重视，认为是偶发事件，同时还有来自政府、汽车厂商、汽车利益集团和驾驶人员的反对。如今，得益于发达国家对于健康倡导的推广，道路交通事故的发生率大幅度下降了[12]。目前人民群众缺乏对运动损伤是可预防的认知，特别是许多人认为运动损伤的发生仅仅是运气不好，而不是因为准备不足。

鉴别影响利益攸关方的机制至关重要[13]，但是能够认识到自己和反对派的优势和劣势同样重要。例如，在预防运动损伤方面，认识到职业体育给人们生活方式和健康带来的益处非常重要，可以避免肥胖并保持心理健康，但是同时应尽量避免被贴上家长主义的标签[14]。只有将减少运动损伤的目标视为个人、团队、地区甚至国家体育成功与否的关键，才能将体育利益相关者全部纳入体育健康倡导的行列，减少反对的声音。因为一名受了伤的冠军是不可能上场、更不可能获胜的。

经常和媒体沟通才能够认识到媒体对于宣传报道的要求。首先，这个报道必须是新的，是从可靠的信息中挖掘出来的"新闻"。其次，如果这个报道对于听众非常有代入感，那么就更有可能获得关注。流行病学家总是干巴巴地报道每10万名运动参与者中发生受伤住院率是多少，而记者更加偏爱那些受伤的年轻运动员明星接受采访的报道，最好是有照片或视频配在其中。正因为此，与那些非专业人士相比，可以讨论"他们的"患者的运动医学外科医生才是媒体眼中强有力的健康倡导者。然而，支持信息真实性的科学证据还是需要的，所以，邀请媒体专家参与并对外科医生发言人进行素养方面的训练，进而制作出可以在媒体上重复播放的宣传视频[15]，是完善运动倡导战略的一部分[11]。

总之，尽管目前预防膝骨关节炎的需求不断增加，但是目前国际上仍然缺乏步调一致的运动损伤预防的方案。像ISAKOS这样肩负着重要的职业责任的大型国际医学协会，他们不仅仅是一个伤病医治者协会，同时应该制订出针对从事高危运动，但是尚未受伤的运动员的有效预防方案。

（张涛 译）

参考文献

［1］ Earnest M A, Wong S L, Federico S G. Perspective：physician advocacy：what is it and how do we do it? ［J］. Acad Med, 2010, 85(1)：63-67.

［2］ Luft L M. The essential role of physician as advocate：how and why we pass it on ［J］. Can Med Educ J, 2017, 8(3)：e109-116.

［3］ Riddick F A. The code of medical ethics of the American Medical Association ［J］. Ochsner J, 2003, 5(2)：6-10.

［4］ Royal Australasian College of Surgeons：Advocacy ［Internet］2016. https://www. surgeons. org/for-the-public/racs-global-health/advocacy/#. Accessed 29 July 2018.

［5］ Zbrojkiewicz D, Vertullo C, Grayson J E. Increasing rates of anterior cruciate ligament reconstruction in young Australians, 2000—2015［J］. Med J Aust, 2018, 208(8)：354-358.

［6］ Finch C F, Kemp J L, Clapperton A J. The incidence and burden of hospital-treated sports-related injury in people aged 15+ years in Victoria, Australia, 2004-2010：a future epidemic of osteoarthritis? Osteoarthritis Cartilage ［Internet］2015. http://linkinghub. elsevier. com/retrieve/pii/S1063458415002095. Accessed 3 May 2015.

［7］ Caraffa A, Cerulli G, Projetti M, et al. Prevention of anterior cruciate ligament injuries in soccer［J］. Knee Surg Sports Traumatol Arthrosc, 1996, 4(1)：19-21.

［8］ Sadoghi P, von Keudell A, Vavken P. Effectiveness of anterior cruciate ligament injury prevention training programs［J/OL］. J Bone Joint Surg Am, 2012, 94(9)：769-76. https://doi. org/10. 2106/JBJS. K. 00467.

［9］ Lewis D A, Kirkbride B, Vertullo C J, et al. Comparison of four alternative national universal anterior cruciate ligament injury prevention programme implementation strategies to reduce secondary future medical costs［J］. Br J Sports Med, 2016, 52(4)：277-282.

［10］ Safe Sports for Kids：A National Youth Sports Injury Prevention Initiative ［Internet］Safe Sport for Kids. 2015. http://www. safesport. org. au/. Accessed 29 July 2018.

［11］ Chapman S. Advocacy for public health：a primer［J］. J Epidemiol Community Health, 2004, 58(5)：361-365.

［12］Ernstberger A, Joeris A, Daigl M, et al. Decrease of morbidity in road traffic accidents in a high income country — an analysis of 24, 405 accidents in a 21 year period［J］. Injury, 2015, 46: S135-143.

［13］Sethi M K, Obremskey A, Sathiyakumar V, et al. The evolution of advocacy and orthopaedic surgery［J］. Clin Orthop Relat Res, 2013, 471(6): 1873-1878.

［14］Ten Worst Nanny Sate Policies［Internet］2016. https://ipa. org. au/publications-ipa/ipa-reviewarticles/10-worst-nanny-state-policies. Accessed 29 July 2018.

［15］The Project - Channel Ten, Australia. "Kids Knees are Collapsing"［Internet］2018. https://www. facebook. com/TheProjectTV/videos/kids - knees - collapsing/10155485648118441/. Accessed 29 July 2018.

第四十四章

数字化与机器学习
Digitalization and Machine Learning

Kristoffer W. Barfod

将人工智能通过数字化和机器学习融入运动医学专业，是我们目前所面临的巨大挑战和重要机遇。数字化是将电子技术融入患者和医生日常生活的各个方面。机器学习是人工智能基于数字化领域中收集的大数据来逐步提高特定任务性能的一种方式。

机器算法可以识别三维 MRI 扫描和三维运动分析中的异常，并由此提出手术矫正建议。随着时间的推移，机器人辅助技术将接管手术的最重要部分，使医生成为一名高素质的外科医生。这在关节置换和韧带重建领域已经得以实现，在这些算法程序中，机器人辅助手术已经得到了不同程度的成功测试。不要被这项新技术的初期问题所迷惑。随着逐步完善和改进，机器人手术将成为运动医学外科的未来。在早期的膝关节发育异常疾病中，像髌骨排列对位这样困难的重建手术将会发生革命性的改变。机器算法将综合骨盆倾斜、股骨前倾、下肢力线、胫骨扭转、滑车发育不良和髌骨形状的数据。除此之外，肌肉力量和力传导方向也可以纳入模型中。随着时间的推移，滑车成形术将可以通过肢体扫描和步态分析的机器人辅助重建程序优化关节一致性、肢体轴线和旋转力线。

在公共卫生层面，由于手机、电脑等数字化科技的迅速发展造成了丹

119

麦人极度缺乏锻炼，这将发展成为一个重大的公共健康问题。世界卫生组织的报告认为，缺乏运动锻炼将导致肥胖、代谢综合征和糖尿病，这被认为是公共健康的最大威胁。骨科运动医学医生需要提升其自身技能，以便在这种公共健康问题的咨询和治疗方面发挥明确的作用。

年轻肥胖患者因为运动，会导致关节损伤而难以进行锻炼和减肥。这是一个恶性循环，需要新的治疗方案来改善肥胖者的身体健康和延长其预期寿命。我们需要定义治疗算法，并通过与跨学科团队的合作来共同帮助这个患者群体。

我们也可以预期未来将会有越来越多患有关节炎的年轻肥胖患者为了减轻他们的疼痛，增加体育活动水平而寻求帮助。关节炎发病的年龄较小，这对本身高需求的患者植入物的存活率提出了额外的要求。

与此同时，机器学习在疾病诊断和患者咨询工作中将占据更大的比例。它将使患者能够诊断自己的疾病，并使他们在咨询外科医生时获取更多的信息。它有可能使患者流向数字化医生手中，发展成为对运动医学医生的威胁。然而，它更有可能发展成为运动医学医生的工作工具，因为患者在寻求有关自己健康的建议时更喜欢与人沟通交流。

总而言之，骨科运动医学未来虽然充满挑战但令人兴奋。而随着人口不断老龄化的日益严重，我们将有很多事情要做。

（唐琪 译）

第四十五章

运动医学远景的忧思

Worried About the Vision

David Pitts

什么是骨科运动医学？它的从业者在未来实践中如何适应新兴的运动与运动医学群体？更重要的问题是，该专业在未来的国际舞台上应扮演什么角色？

如果您向一些或某些以手术为重点的运动医学专业人士提出以上问题，您可能会得到搜索"维基百科"式的回答。

"运动医学"……由一群来自不同学科的关注运动与健康的专业人员构成……骨科运动医学是一门运用药物、手术和康复手段研究、治疗和恢复由运动导致骨骼肌肉系统疾病的学科[1]。

运动医学都是治疗受伤的运动员吗？一谈到这门学科，大家脑海里闪现出的往往是因为运动员受伤打乱电视比赛节目正常转播，医生们冲进赛场救治大卫·贝克汉姆跟腱，救治韦恩·鲁尼跖骨骨折或者一些其他著名运动员受伤的画面。难道运动医学救治的仅仅是运动员，尤其是"精英"运动员吗？

为什么要担心运动医学的远景？

首先，以上画面低估了运动医学这门临床实践工作的意义。当你向人们问及日常生活时，他们会欣然承认，比起在电视上看到救治优秀运动员受伤，人们更愿意看到的是救治在泥泞的球场上奔跑扭伤脚踝的踢足球的妈妈的画面。对大部分骨科运动医学医生来说，救治运动员受伤只是他们作为骨科医生日常所做工作的一部分。

其次，许多不是运动员的患者寻求救治并非意味着运动医学对他们毫无用处。韦恩·鲁尼选择可拆卸塑料支具而非传统石膏固定其骨折患肢，是因为可拆卸塑料支具能抗压缩、限制肿胀和踝关节屈伸活动、允许早期负重……研究表明，早期负重有助于提高骨折愈合速度[2]……无疑在鲁尼 2006 年受伤后的几周里，每个到曼彻斯特骨折诊所就诊的患者都会问为什么他们不能佩戴韦恩·鲁尼那样的支具。

最后，骨科运动医学的发展面临失去战略机遇的风险，如果看不到运动医学的远景，就会影响其广泛的患者基础。

根据国际运动医学联合会[3]对运动医学的定义，运动医学是一门从医学角度出发，研究与体育运动相关的检查、训练和比赛，研究各年龄阶段受锻炼或缺乏锻炼影响的健康或非健康人群与运动有关的医学理论与实践学科……包括运动员受伤的预防、治疗和康复。

和运动医学其他患者相比，精英或其他运动员患者的数量相形见绌，更多的是罹患骨质疏松症、关节炎、2 型糖尿病、战争创伤等疾病的患者。以上这些患者都或多或少地可以从骨科运动医学的治疗中获益。为了从中受益，骨科运动医学需要规范和强调以下三个要素。

1. 远景：运动员，尤其是优秀运动员是运动医学一个年轻、适宜、健康的患者群体……对他们的救治不是运动医学的唯一目标，治疗范围一定要扩展到更多的患者，这绝不是对运动员医疗需求的否认，应该肯定优秀运动员的名人效应，但也不能忽略更广泛的普通患者的医疗需求。运动员更应该是伙伴，而不仅仅是患者。

2. 预防：对一种损伤或病情的诊断及治疗计划将有助于未来的预防。2016 年骨科运动医学会议上[4]，21 篇论文中只有 3 篇侧重于预防（占 12.5 小时会议时间中的 35 分钟）。

3.宣传：对患者来说，医生作为倡导者的角色是医疗工作的核心。骨科运动医学医生作为医疗倡导者在医疗创新与教育中起关键性作用。骨科的核心"技术和手段"可确保其专业上的成功。建立社区统一的国际化健康教育网络，远远超出了钢板、螺钉、植入物和操作工具的复杂性和深度。我们需要建立一个统一的科学平台来确定是否需要拆除韦恩·鲁尼的可拆卸塑料支具，让其高效地重返足球场。让阿富汗战争中大量的地雷受害者从医疗中受益，大幅度降低医疗费用，同样是一个伟大的飞跃。

2019年骨科运动医学教育会议将其主题命名为"运用生物技术、康复技术和现代外科技术保持患者的健康与活力"[5]。

这种以患者为中心的理念让骨科运动医学重新确认其使命，我们的使命为救治所有患者，而非仅仅只有运动员。

（李雄　译）

参考文献

[1] Orthopaedic Sports Medicine in Wikipedia. https://en. wikipedia. org/wiki/Orthopaedic-sports-medicine. Accessed 31 Aug 2018.

[2] https://www. physioroom. com/sports/injury - case - studies/metatarsal - fracture - rooney. php. Accessed 31 Aug 2018.

[3] Mccrory P. What is sports and exercise medicine[J]. Br J Sports Med, 2006, 40 (12): 955-957.

[4] American Orthopaedic Society for Sports Medicine, Saturday, March 5, 2016. https://www. aaos. org/uploadedFiles/PreProduction/anmeet/AOSSM. pdf. Accessed 31 Aug 2018.

[5] American Orthopaedic Society for Sports Medicine, sub title of 2019 Education conference . https://www. aaos. org/1903243/. Accessed 31 Aug 2018.

第四十六章

为什么预防 ACL 损伤的锻炼方法没有被广泛推广?
Why Are ACL Injury Prevention Programs Not Being Implemented More Widely?

Robert G. Marx

前交叉韧带(anterior cruciate ligament,ACL)损伤十分常见,伤后会导致一系列不良后果,包括康复耗时、无法参加体育运动、重建手术有风险以及膝骨关节炎的患病风险增加等。目前,有重要证据表明,通过进行核心力量、平衡感、本体感觉的安全有效锻炼,能够显著降低前交叉韧带损伤的风险。尽管已经积累了充分的医学证据,这些锻炼方法在世界上大多数地方仍然没有被普遍推广。

造成这种情况的原因可能是多方面的。一般来说,人们不愿意为了预防疾病而付出毅力和努力。比如,患者往往更喜欢服用药物来降低胆固醇,而不是通过严格控制饮食达到类似的效果。

通过锻炼来预防 ACL 损伤的方法多种多样。决定是否实施此类锻炼的是教练和训练人员,而不是运动员。然而,教练通常优先考虑的是其他能够提升运动成绩的锻炼项目,而非这些预防 ACL 损伤的训练。

如何宣传预防前交叉韧带损伤的锻炼模式,以帮助运动员做好准备,减少运动员训练和比赛损伤,目前并没有更好的办法。这是运动医学医生和公共卫生专家未来将面临的关键问题。

汽车安全带的使用就是一个类似的例子。几十年前并没有安全带，直到近些年汽车安全带才被广泛应用。随着时间的推移，损伤预防策略可能会成为一种常规和标准。我们必须改进运动损伤预防策略，以达到类似安全带使用的推广水平。作为外科医生，我们可以每次都成功修复一个 ACL 损伤的膝关节。但是，随着损伤预防策略的广泛实施，我们不需要手术刀就可以挽救成千上万的膝关节。

（李宇晟　何苗　译）

第四十七章

关注青少年的运动健康

Think of the Children

Timothy Lording

在骨科运动医学中,最让我担心和忧虑的是青少年前交叉韧带损伤患者的命运。

还记得 4 年前,我结束访问学者之旅后,在一家私人诊所见到一位患者,一位 14 岁的男孩子,他是一位很有发展潜力的澳大利亚国足运动员。他在一次非接触性损伤中,前交叉韧带完全断裂。而且他还有前交叉韧带撕裂的家族史,他父亲的双侧膝关节前交叉韧带也在运动中受伤撕裂。我向他们解释了前交叉韧带重建术后再损伤以及健侧膝关节损伤的概率。听到相关数据后,他的父亲失望透顶,差点晕倒在冰冷的地板上。

说实话,统计的数据确实是挺骇人的。一项墨尔本当地的研究显示,在 20 岁以下的前交叉韧带重建术患者中,出现再断裂或者健侧前交叉韧带损伤的概率达到 29%[1]。有家族史的患者(更不用说有双侧前交叉韧带断裂的家族史),其受伤概率还会增加一倍。而且这个数据是来自墨尔本有经验的权威机构,并不是几个年轻医生统计得到的结果。

澳大利亚是世界上青少年前交叉韧带撕裂重建率最高的国家[2]。其中主要集中在 15 岁到 19 岁的女性患者中,而手术量增长最快的是 14 岁以下的患者。虽然接受前交叉韧带重建手术的男性患者更多,但报道认为参加高风险体育运动的女性运动员出现前交叉韧带损伤的风险更高[3]。而且我还认为随着澳大利亚女子足球的普及，将造成更多年轻女性运动员运动损伤，带来更重的社会负担。事实也是如此，前不久我就为一对姐妹进行了前交叉韧带重建手术，一个 15 岁，一个 17 岁。她们前后受伤仅仅相差 6 周。她们的教练推荐我为她们做手术，而这个教练去年在球场上受伤，也是我给她做的前交叉韧带重建手术。

这对姐妹还有一个 13 岁的弟弟和 11 岁的妹妹，他们也在踢球。我感觉到他们也有极大的可能出现前交叉韧带损伤。我很想要让他们整个家庭都参加前交叉韧带损伤的预防项目，但是送他们去哪里参加呢？虽然很多证据均表明对神经肌肉灵敏性的训练可以有效地防止前交叉韧带损伤，但是目前这样的项目少之又少。澳大利亚最近的一项研究表明，针对 12~25 岁参加高风险运动的人员开展损伤预防计划项目，可以减少40%的前交叉韧带损伤，为社会节省大量成本[4]。骨科医生是健康倡导者，对于我们来说这个项目是一个非常好的开始。

至于其他一些所谓的"善意"干预措施，我觉得最终可能收效甚微，有的甚至还是有害的。特别是关节外肌腱固定手术，一个早就被抛弃的手术，但现在好像又重新流行了起来。我们似乎不止一次地认为我们会比我们的先辈更聪明，总是想着要把一个弃用了的理念重新引入进来，这注定是要失败的。金属对金属摩擦界面的髋关节置换就是一个很好的例子。

那么，我的孩子怎么样呢？他错过了一个半赛季，在重建术后的第15 个月才重返赛场。在他复出的第一场比赛中，他遭受了脑震荡，又缺席了几个星期，然后又因为手部骨折需要手术而结束了另一个赛季。也许，我不需要太过于担心他的膝关节问题了。

（李丁　译）

参考文献

［1］ Webster K E, Feller J A, Leigh W B, et al. Younger patients are at increased risk for graft rupture and contralateral injury after anterior cruciate ligament reconstruction ［J］. Am J Sports Med, 2014, 42(3): 641-647.

［2］ Zbrojkiewicz D, Vertullo C, Grayson J E. Increasing rates of anterior cruciate ligament reconstruction in young Australians, 2000—2015［J］. Med J Aust, 2018, 208(8): 354-358.

［3］ Arendt E, Dick R. Knee injury patterns among men and women in collegiate basketball and soccer. NCAA data and review of literature［J］. Am J Sports Med, 1995, 23(6): 694-701.

［4］ Lewis D A, Kirkbride B, Vertullo C J, et al. Comparison of four alternative national universal anterior cruciate ligament injury prevention programme implementation strategies to reduce secondary future medical costs［J］. Br J Sports Med, 2018, 52 (4): 277-282.

第四十八章

对运动医学下一代的引导

Mentoring in Orthopaedic Sports Medicine

Robert F. LaPrade

　　我认为，处于骨科运动医学领军位置的我们尽自己所能尝试指导下一代年轻医生是非常重要的。随着我们变得越来越忙碌，我们的文书工作量也越来越大，与前几代人相比，我们花在教学和患者管理方面的时间少了很多。

　　因此，为了运动医学的未来我们应该设定的重要目标之一是确保我们花足够的时间来指导我们的医学生、住院医生和进修医生，训练他们掌握合适的聆听技巧、体格检查技巧以及手术技术，以期更好地治疗患者。我们个人能教给年轻一代的知识与技能是有限的，希望通过成为一个好的老师，能够进一步将所有运动医学医生的知识通过我们的示范传播下去。

　　作为骨科领军人物，我们可以通过多种方式来指导、培训年轻骨科运动医学医生。一个简单的方法就是给住院医生和进修医生提供一些很少见的有意义病例，不要怕麻烦。这会给他们看到少见病例的机会，可以通过提问来增加他们的专业知识储备，确保他们在将来遇到类似疾病时能够了解该病的病理生理基础。换句话说，重要的是要确保他们看到该病例，因为病例不会自己找上门。另外一种方式是，鼓励住院医生和进修医生查看临床诊疗中的复杂病例，然后与他们一起详细讨论这些病例，对患者进行详细的病史询问和体格检查，以确保他们作出正确的诊断。此外，还有一种方式是，鼓励住院医生和进修医生在麻醉下对膝关节韧带损伤的患者进行体格检查，从而提高他们的体格检查能力。

进一步指导住院医生和进修医生的方法是让他们参与课题研究。为他们提供真正的可以动手的研究项目，让他们作为第一作者。鼓励他们继续从事其他研究项目，让他们对项目研究产生浓厚的兴趣。就我自己而言，我认为我曾经参与的每个项目都提高了我询问病史和进行体格检查的能力。鼓励我们年轻的下一代，指导他们学会这样做，并在他们的职业生涯中坚持下去是非常重要的。

我们可以通过将住院医生和年轻的骨科医生纳入学术委员会来进一步提高指导效果。我发现所有的主流运动医学委员会鼓励个人在骨科手术的许多领域与其他同龄人交流方面有着良好的基础。

最后，指导我们年轻的骨科医生和进修医生的另一种重要方式是对他们遇到的疑难病例要及时作出指导回应。如今每周我会收到之前带教的进修医生和低年资主治医师发来的疑难病例汇报课件2~3份。花时间仔细地看这些病例，在24~48小时内给出关于治疗方法建议以及患者影像资料、体格检查或MRI检查结果的细微差别，帮助他们提高以后处理疑难病例的能力。

但是，医学领域里的指导科学并没有很好地得到传授。实际上，它通常是通过观察来进行指导。为了更好地传承我们的知识，并培养出我们领域内最好的临床医生，我们这一代所有人应该努力为年轻一代运动医学医生提供最好教学的范例，诲人不倦，最终确保我们的患者得到最好的治疗。

（高鹏　王靖　译）

第四十九章

资格认定和技能培训的挑战：展望未来

Challenges of Certification and Training：Looking into the Future

Jorge Mineiro

随着世界的发展，全球化对运动医学以及其他骨科领域产生了深远的影响，同时也应运而生了许多骨科及创伤医学实践准则。医疗专业人员的资格认定满足了公众对医疗质量的要求。缺少了认证，质量也难以得到保证。每个国家都已经制定了自己本国的标准，但这些标准之间的差异性很大，至少在欧洲，不同国家标准的差异相当明显。而当我们在详细研究欧洲各国这些标准时，发现这些标准与各自的医疗保健系统密切相关。

自 1957 年《罗马条约》提及专业人员的执业流动后，对临床医生的能力评估，国家标准成为评判培训医生的准绳，而不是某个人的专业训练水平和能力。

同美国一样，欧盟提出想要为公众提供更好的医疗服务，协调现有的资格认证标准十分必要，即使整个欧盟法律认可不同国家的资格认定标准。但事实上，没有任何一个机构可以自动接受专家的资格认定。因此，在欧洲范围内进行统一的专业资格认定十分有必要。同时，基于不同的欧洲骨科学会的支持而颁发的资格证书将具有更广泛的接受范围，例如，国家协会和监管机构。经过大量讨论，（UEMS 欧洲医学专家联盟）目前赞成将欧洲资格认证作为对国家资格认证的替代或补充。

因此，尽管如今的骨科培训已在各自国家范围内实现统一管理，但每个专业都有越来越多的专家获得欧洲委员会资格，而这种资格终将有一天会取代整个欧洲内不同国家资格认证标准。

但是，目前由于欧盟内使用的语言各异，因此对于测试医生的临床技能、专业知识和职业行为的文凭颁发工作仍在筹划中，更为严峻的是，某些欧洲国家尚未做好准备允许本国的临床医生通过此评估过程！同时，也出现了许多不同的反对意见，例如使用患者进行身体检查是不合法的；如果患者需要付费才能同意参加临床检查该怎么办？无法在医院进行体格检查考试，等等。

我个人认为，这一步骤的评估对确保能获得专科资格的医生知道如何检查患者身体，并能够就每种患者的病情作出明智的决定至关重要。

同时，各国骨科协会应该并且长期致力于关注其成员的知识和技能水平。对于那些希冀开始专业实践的受训者，考官在评估过程中也要关注其技术技能以及知识储备的全面性。对于病情复杂的患者，需要对其进行多方位的观察和评估，才能作出正确的治疗决定，以改善患者的状况。一般而言，此级别的专科培训和评估通常是在骨科的一般培训之后进行，并且应该在欧洲专业学会的指导下进行。提供培训中心的同时，应该一并颁发普通骨科部门无法提供的专科资格认证。在不同领域的专科培训通常是以进修的性质进行并且由提供培训标准的培训中心提供。一旦完成此类进修培训即可获得欧洲资格证书和专业文凭，证明该临床医生能够应对更复杂的疾病。对于公众而言，这样的临床医生才是能够解决他们的问题的认证专家。

尽管这是西方世界专科培训的正确流程，但其他关于专科培训的观点也被提出，这里的"视频"翻译更改为"患者录像资料"。我们是否有足够的这种专科医生来覆盖所有医疗保健系统需要治疗的疾病？如果答案是否定的，那我们的责任认定就处于灰色地带，即如果没有足够的专家医生来覆盖所有医院，那又如何来制订医生的领域划分标准？同时那些符合欧洲普通骨科资格认证的骨外科医生在多大程度上能够处理综合医院的特殊病例？在欧洲许多国家和地区，患者被转诊到很远的医院是因为初级诊疗的医生没有被"许可"进行特定的手术，并且这种情况发生在创伤或骨科的不同领域：例如 Colles 骨折、腕管综合征、拇囊炎、半月板撕裂、肱骨近端骨折、胫骨平台骨折、腰椎间盘突出症等。

我们所有人的一生都面临着类似的进退两难的困境！在不利的环境中，由于受到律师、行政人员和体育经纪人的压力，我们很难区分复杂病情的并发症与技术错误甚至是医疗事故的界线。而当患者的病情尚未完全恢复时，我们同样很难判断在合适的时间点让患者进行恢复性的体育锻炼或其他的专业运动。特定程序的有效性，尤其是关于康复时间及其内在经济效益，正逐渐在临床管理中起着重要作用。我们如何在全科医生和专科医生的角色之间划清界限？

关于资格认定的最好的选择是，当你面对一个患者时，是应该让自己知道如何检查患者，重视他/她的症状和体征，并使用该信息来帮助自己做出合适的治疗决定，还是说让自己成为超级熟练的技术人员在确定的诊断条件下进行最复杂的诊断工序？目前，这两种情况确实都存在，但他们之间的衔接并没有被充分利用，究其原因主要是由于确定结果时科学严谨性不足，换句话说，是循证医学的缺乏。

对于欧洲的国家级医学会和专业学会而言，一方面试图对这两类骨科医生进行充分的培训，同时为确保专科医生达到这样的能力水平，必须完成该专业的一般性培训，这项任务非常艰巨。拥有熟练的外科技能进行复杂的全膝关节置换术是非常值得称赞的，但同时他/她还需要能够识别术后骨筋膜室综合征的能力！另一方面，培训主管有责任确保住院医生获得的是全科培训，并不要过早地接受专科培训。欧洲委员会的审查员在骨科和创伤住院医师培训结束时，应当确保培训评估内容中涵盖骨科和创伤的基本知识。对于那些不那么常见的技术细节，应该留在专科训练结束时评估，当然这可能又是另外一套程序。

我相信，对这些问题的认识将为专科培训带来解决方案，同时将确保为所有患有肌肉骨骼疾病或创伤的患者提供更好的诊治。

（尚江荫子　译）

第五十章

技术进步对运动医学的影响：一把双刃剑
Technology and Sports Medicine: The Good, the Bad and the Ugly

Moisés Cohen

在过去的几十年里，技术在医学领域，尤其是在骨科运动医学领域带来的突破是重大的。同时，技术进步的速度惊人，呈指数级增长，势不可挡。然而，就像其他领域一样，它也会有缺陷，甚至可能被用于其他目的。

1.优点

我记得以前，X线片是我们唯一能查看患者身体内部的影像学手段，它和体格检查一起帮我们做出医疗决策。体格检查曾是(现在也应该是)我们进行临床诊断的利器。随后，CT扫描，以及更重要的磁共振成像技术(MRI)以无创性方式被用于临床，提升了我们对患者病情变化的判断能力。技术进步也显著增强了我们治疗那些曾经足以终结许多运动员职业生涯伤病的能力。目前，患有膝关节脱位和多发韧带损伤等严重创伤的患者在有效治疗后可以成功地重返赛场。关节镜技术的出现以及微创手术材料和技术的不断发展，也在改善患者医疗诊疗预后方面发挥着关键作用。

2.缺点

技术无处不在，当然也正在我们的临床工作中扮演着越来越重要的角色。在目前的医疗实践中,常见的是患者有明确的主诉,并且接受过多项检查,然而这些检查带来的益处却令人怀疑。更糟糕的是,治疗方案仅仅基于影像学结果,而不是患者的主诉,花费在全身体格检查上的时间则更少,这种现象并不少见。我认为在医学实践过程中,我们不仅要看到技术进步带来的益处,也要意识到它的局限性。它的确帮助我们为患者提供最佳医疗护理,但我们不能忘记,医疗护理仍应围绕患者的主诉和查体进行。

3. 警惕点

技术进步,尤其是在遗传学领域,对于治疗与基因表达相关的疾病是充满希望的。然而,这种基因治疗在理论上也可以被用于其他目的,比如提高运动员的竞技能力,即所谓的"基因兴奋剂"。在过去的十年里,科学家发现在老鼠的肌细胞中插入某种基因可以促进细胞生长,因此利用基因来提高运动员的体能已成为现实。假以时日,它们很可能会取代目前在竞技和职业运动中被严禁的非法药物。问题是,这种新的"作弊"行为可能是不可发现、无法控制的,并具有严重的长期后果。这可能会导致竞技体育的全面转变。它可能会转化为团队或运动员拥有的基因工程技术优势的竞争,而不是运动员之间天赋和努力的竞争。

因此,我认为我们必须保持开放的态度,迎接技术在骨科运动医学领域所带来的提升及益处,但也要以批判的眼光看待高科技工具在临床实践和体育运动中的应用。

(杜刚 译)

第五十一章

ACL 重建能否在未来达到 99% 的满意率？
Will It Be Possible to Perform a 99% Perfect ACL Reconstruction in the Future?

Joon Ho Wang

由于手术技术的进步，前交叉韧带（ACL）重建手术的临床效果有了很大改善。然而，仍然有很多不尽如人意的结果，当前的手术技术和治疗策略仍然存在问题已成为许多医生的共识。因此，我们坚信，ACL 重建手术仍有进一步改进的空间。为了更好地展望 ACL 手术的未来，我们必须更多地了解当前的手术流程及其存在的问题。

对于使用自体移植物的 ACL 重建，移植物是通过获取自体肌腱来制备的。虽然同种异体移植物可用于 ACL 重建，但其供应可能会受到全球或区域供应链的影响。获取的肌腱通常制成简单的圆柱形移植物，这与原始 ACL 的领结形外观存在显著差异，这种领结形外观的特征是在股骨和胫骨附着点较为宽大，而在中间区域较窄。模仿 ACL 原止点形态也很困难。重建手术并不是将移植物连接到骨表面，而是将移植物穿过解剖止点处建立的人工钻孔的股骨和胫骨隧道，并将移植物固定。植入的肌腱需要最终在骨道上愈合。在肌腱韧带化过程中，需要进行血运重建，移植物最终重塑的血管分布可能不如正常的 ACL，它的强度通常也比正常的 ACL 弱，这使得它即使受到轻微的创伤也容易进一步撕裂。解决这些问题的一种方法是通过组织工程(包括 3D 生物打印技术)制造人工移植物。可以通过打印干细胞、成纤维细胞和成血管细胞与支架(如胶原凝胶和聚乳酸)来生产具有领结形外观而非圆柱形外观的组织工程 ACL 移植物。双喷头模式打印技术包括通过使用双打印喷头分别打印干细胞和支架,可以使打印的 3D 结构移植物中富含干细胞。或者,静电纺丝技术可使用来自丝绸或其他聚合物的纳米或微纤维材料制造 ACL。通过使用 3D 打印技术制成骨—肌腱复合移植物,可以将移植物的骨和韧带部分一体成形,从而在不需要钻孔的情况下实现移植物与骨骼的牢固连接。

为使肌腱成功韧带化,血管需向内生长到移植物中。通过将血管内皮生成因子(VEGF)附着在组织工程移植纤维的表面,可以促进移植物的再血管化。通过促进新血管的再生长,我们可以期待更快的韧带化,因为这将促进成纤维细胞的迁移,从而提高移植物的存活率。再生的韧带可以产生足够的胶原蛋白,与正常的 ACL 一样强壮。虽然我们不能确定是否所有关于 ACL 移植物的问题都可以通过使用 3D 打印技术来解决,但许多研究人员和临床医生正在一一攻克这些技术难关。通过改进图像分析研究中涉及的技术,我们最终将有可能制作出与患者原始韧带形状完全匹配的定制组织工程移植物。

那么,回到我们的主题,我们是否有可能使用新技术使接近完美的 ACL 重建实现 99% 的成功率?

是的,我们可以做到! 但在现在,很难说具体到什么时候我们能完成这一目标。

(何金深　译)

第五十二章

循证医学的好与坏，以及在互联互通和人工智能时代实践的挑战

The Good and the Bad of Evidence-Based Medicine and the Challenge of Practising in a Time of Increased Connectivity and Artificial Intelligence

David A. Parker

随着我们进入 21 世纪，循证医学的概念已经确立，外科医生将更有义务按照这些原则行医。我们听到评论家说"他们当然应该这样做"；当我们选择给患者做手术时，有证据证明我们所做的事情是有意义的。困难在于决定什么程度的证据是充分的———一个极端是我们可能认为某件事"在我们手中运作良好"就足以证明我们所做的事情是正确的，而另一个极端是随机对照试验（RCT）或其 Meta 分析结果可能会被一些人认为是临床证据的唯一来源。我们都知道第一个极端的缺陷，历史告诉我们，我们的直觉并不总是正确的，但第二个极端也有缺陷，在很多情况下，患者的条件不适合随机对照试验，即使适合，当统计学 Meta 分析结果发现手术没有益处时，统计方法的平均值往往会忽略那些可能从手术中受益的"局外人"。我们都知道，那些为手术付费的人——政府机构和私人健康基金一直在寻找降低成本的方法，而拒绝为"证据不足"的手术付费是他们一直在寻找的实现这一目标的方法之一。我们已经看到了这对膝关节

镜手术的影响,这已是最常见的骨科运动医学手术。然而,对外科医生来说,仅仅因为他们认为手术是正确的,就期望医保体系提供手术资金是很难有说服力的。外科医生应积极主动地通过仔细和科学的临床研究工作,带头提供必要的证据。一旦医保资金从手术中流失,就很难再要回来了。

社交媒体增强了人们与世界的联系,人工智能(AI)的快速发展,也将创造一个完全不同的环境,我们将在其中从事外科手术和其他医学领域的工作。外科医生自身和行业对外科医生和技术的推广力度不断提高,这将对外科医生造成压力,迫使他们"要么自我宣传,要么死亡",并坚持使用更受欢迎、更容易推广的技术,以吸引更多业务,这在很大程度上与政客们采取民粹主义政策来赢得更多选票的方式类似。我们已经看到这些压力在像美国这样的国家存在了一段时间,并逐渐蔓延到其他国家,这使得医生很难不忽视医学的基本原则,即始终以患者的利益为出发点提供建议和治疗。人工智能的日益发展已经极大地影响了我们的生活方式,并已经对医学产生了影响。人工智能已经被证明在放射学的某些成像解读中比人类更精确,毫无疑问,任何一个有自动化预测模式或算法的机器都将可以做到。如上一段所述,医生也会被要求提供证据,当然,"人的因素"如果持续存在实际上会更好。重要的是,医生需要接受而不是回避和诋毁人工智能技术。只有掌控了用于患者诊疗的技术,我们才能保持在患者管理中的核心地位。

(张彦 译)

第五十三章

年轻患者前交叉韧带损伤后骨关节炎的预防

Preventing Osteoarthritis in Young Patients After Anterior Cruciate Ligament Injury

Anastasios Georgoulis

膝关节前交叉韧带(ACL)损伤的治疗一直是一个令人振奋的挑战,而且在未来很长一段时间内还将继续存在。尽管我们的 ACL 重建技术有了长足的进步,手术效果得到了提升,对 ACL 解剖学和生物力学作用的了解也在逐步深入,但仍有许多问题亟须解决,许多关键性瓶颈亟须突破!

现如今,临床上有多种 ACL 重建技术可以恢复膝关节的稳定性,术后辅以适当的物理治疗和康复锻炼,以创造足够的条件促进 ACL 愈合,最终使患者能重返赛场。然而,从长远来看,ACL 术后骨关节炎的防治任重而道远。

ACL 是膝关节稳定的关键结构,它可以控制膝关节的内旋和外旋。在关节屈伸过程中,膝关节可以与上方的髋关节及下方的踝关节同步且协调地控制关节旋转运动。然而,当 ACL 损伤后,这种协调运动被破坏,此时,膝关节旋转中心会向内、向后偏移,从而影响股骨外侧髁滑动的稳定性和协调性。这种生物力学的改变,将导致膝关节软骨和半月板发生继发性损伤,从而进一步破坏膝关节的稳定性,随着时间的推移将发展成为骨关节炎。

为了使膝关节恢复必要的稳定性，以使患者能重返赛场，并且防止骨关节炎的进展，对前交叉韧带进行解剖学重建十分必要。

"ACL 解剖重建（anatomical ACL reconstruction）"这个词是笔者关节镜及 ACL 重建手术导师彼得·赫特尔首创。1990 年，在斯德哥尔摩举行的 ESSKA 大会上，他首次使用了这个词，提出将"髌腱移植物"放置在患侧 ACL 的解剖附着点上以重建 ACL。在之后的研究中，笔者和其他多个生物力学实验室研究人员均认为，在 ACL 重建手术时，不仅需要纠正胫骨前移位，还需要纠正胫骨的异常旋转，以恢复膝关节的动态稳定性。

为解决以上两个问题，傅浩强首次提出利用双束技术解剖重建 ACL 的新理念，其研究认为，双束技术不仅能恢复膝关节稳定性，而且能纠正膝关节的异常旋转，从而达到预防骨关节炎形成的目的。他所做的开创性研究将为运动医学 ACL 重建手术带来新的思考和讨论。与此同时，来自日本的研究者志乃紫野、越智光雄、黑坂半藏、安田一胜等人在揭示 ACL 损伤和重建后膝关节解剖学和生物力学特点方面作出了重大贡献。此外，学者 G.切鲁利介绍了一种新型的微创技术，只需取一条肌腱即可以通过短隧道来重建前交叉韧带。

考虑到 ACL 重建手术将决定青少年患者以后的运动水平及生活质量，因此，不难理解 ACL 重建手术的革新具备的重大意义。在移植物的选择上，我们需使用一种与原生 ACL 相似，但并不完全相同的移植物。也许，在不久的将来，我们将能够利用患者自身的干细胞制造出此种移植物。

外科医生必须学会使用前内侧入路或倒打钻方式（而不是经胫骨隧道）建立沿 ACL 解剖位置走行的股骨隧道，以便移植物具有与原有 ACL 相似的倾斜度。在固定过程中，必须减少膝关节半脱位，并恢复后交叉韧带（PCL）的损伤前走行方向。只有这样，才能在解剖学上重建前交叉韧带，使其具备长期的稳定性，避免骨性关节炎。否则，年轻患者 ACL 重建后，易出现韧带再断裂和早期骨关节炎的发展。因此，规范使用正确的手术技术十分重要，反之，糟糕的手术和随之而来的不良结果会给这个手术方式的推广带来不利的影响。它为那些反对此手术方式的人提供了攻击说辞，以证明他们的主张是正确的。因此，针对正确技术进行广泛而深入的学习和研究将会使 ACL 损伤的治疗越来越成功。

（汤逸夫　译）

第五十四章

国家医疗保健系统对技术革新和护理质量与临床教育的忽视

The Danger of Making Decisions for Evolution, Quality of Care, and Education Based on National Health Data

Björn Barenius

　　瑞典的医疗保健系统常因其质量高和效果好而备受称赞。只要有个人密码，人们都可以追踪自己在医疗系统的就诊记录。在瑞典，由税收资助的医疗保健服务占主导地位。人们普遍认为社会制度可以安全保护他们的个人利益，国家卫生和福利委员会以及瑞典地方当局和地区协会管理、评估不同地区提供的保健服务。2005 年以来，瑞典地方当局和地区协会公布了国际医疗保健服务的差异水平。在这些公布的数据中，瑞典经常是世界上排名最靠前的国家之一。瑞典国家关节假体注册系统和膝关节韧带注册系统因有着主观和客观结果的详细数据而闻名于世。所以，没有什么好担心的。

　　但作为骨科运动医学外科医生，我担心瑞典的医疗保健系统过于注重有效性和成本效益，以至于忽视了教育和新治疗技术的发展。在我看来，卫生保健系统的管理组织是基于经济效益而不是基于服务质量做出决策，因为上述报告中评估的质量总是最高的。监管者仅仅关心医疗保健的有效性和成本。医疗监管的最新项目之一是将医院提供的常规护理逐步转移到私人部门。因为，医院的护理很贵，而私人诊室较划算。医保系统往往基于依据预先确定的价目表来确定补偿（类似于单病种或 DRG 付费），而不是基于患者个体所需执行的诊疗、个体化的特定植入物的需要或对外科医生教育成本补偿的需要而制定价目表。因此，在瑞典，外科医生缺少建立私人诊所的机会，当然也有人已经行动起来，由一个或几个有经验的外科医生组成小型私人诊所独立快速地工作，可让他们实现财务自由。因为运动医学服务于遭受外伤的健康个体，所以私人诊所很适合提供运动医学服务。如果你来自美国或一些欧洲国家，你可能会回答说，"这种系统对我们有效"，为什么在瑞典运行不起来呢？

最终，我们可能会促进私人诊所和公立医院的医疗质量和教育意识提升。然而，瑞典外科住院医生一般在医院工作 5~6 年。在此期间，作为学徒学习新技术并打磨临床及外科技能，瑞典不存在奖学金进修深造制度。住院医师培训后，外科医生通常会留在同一家医院某个专科，继续学习成为更好的外科医生。大学附属医院的住院医生会提供时间给他们研究临床问题，并找到自己的兴趣领域，接受 PhD 学位的教育，进入他们首选的亚专科领域。

我担心，政府资助的医疗新项目没有为公立医院以外的教育或研究提供机会。从短期的国家经济效益来看，在私人诊所为常规病例提供服务，在大学附属医院为重病患者或需要高昂治疗费用的患者提供服务，这种分级诊疗可能会给国家省钱。但由于这种划分，高级专科住院实习医生对常规病例的学习机会会丧失，患者也不再拥有"全能"的外科医生了。

如果所有的关节镜手术都是在没有学徒、经济付费压力很大的环境下进行，那么谁来传授运动医学外科学的知识？谁将确保医疗质量不断提高？还有谁会发展新方法并研究测试呢？

（刘志胜　译）

第五十五章

如果共识没有与时俱进，运动员的髋关节和膝关节将都会被置换不会被保留

When Dogmas Are Not Revised Soon, Our Sportsmen's Hips and Knees Will Not Be Preserved but Instead Replaced

Ronald van Heerwaarden

共识，被定义为原则或由权威人士制定的无可争辩的规则，其在医学中广泛使用。教科书中有描述，老师们也会这样教授学生。它们代表了我们知识的支柱，也是我们日常医学实践的基础。

但过于遵循共识也会有问题，它们有时可能只是一种过时的知识并没有很多的科学证据，也不是权威专家意见。然而，当共识进步的时候，对于专业人士来说，它可能是唯一可用的依据，也被认为是无可争议的真理。虽然几十年前首次提出的一些共识可能仍是无可争议的真理，但其他的一些共识则被认为是过时的，一部分被证明是错误的，一部分被专家们制定的新共识替代。在骨科和运动医学领域中有几个典型的旧教条改变的案例，一是治疗半月板撕裂的最佳方法是进行全半月板切除术；二是软骨成形术是治疗软骨损伤的最佳方法；还有一个就是关节置换手术的适应证是长期卧床老年患者。

向年轻医生传授知识类似打开一张代表医学知识的旧世界地图。在

这张地图上，主要道路都是用科学证明有效的知识和那些无可争议的教条组成的。在前人积累的经验和最高水准知识基础上告诉我们，应该为患者提供怎样的最佳治疗。在教授年轻医生知识的过程中，还包括防止我们年轻的同事们偏离正统。我们可以指出，除了正统理论之外，新旧理论都是由旧教条和未经证实的概念组成的。从那些被证明是错误的旧教条，或者在没有可靠科学证据的情况下就过早采用的知识中，我们得到了很多经验教训。

然而，历史还没有给我们足够深的教训。早在几十年前，大量的科学证据已证明金属对金属的髋关节假体置换会失败，这种手术被认为是一种非正统手术。然而，近年来，为治疗年轻的髋关节骨性关节炎患者创造了一种新方法理论，即一种改进的金属对金属的关节假体，称为"运动髋"。这种金属植入物重新应用之后，仅仅几年，大量科学证据就证明了这种手术的失败率是不可接受的，这个新理论的消亡是显而易见的。时间将告诉我们，目前宣传的针对年轻患者的关节置换手术方法是否会因导致过早翻修而消亡。

在骨科的主流理论中，有这样一个观点，针对严重骨关节炎导致久坐的老年人的关节置换术已被证明是最好的骨科手术之一。大量增加的科学证据都支持这个观点，然而，利用这些科学证据为新理论铺路是危险的，在过去的几十年中，形成了针对骨关节炎程度不那么严重的年轻患者使用关节置换术的新理论，该理论认为关节置换对年轻患者同样有效。在全世界范围内，55岁以下患者进行髋关节和膝关节置换手术的数量增长惊人，这表明我们已经偏离了正轨，毫无疑问，很多科学证据也证明了手术失败率快速增加。如果长此以往，我们在中年患者中进行关节置换的翻修率也将持续上升，因为在该年龄段群体中进行髋关节和膝关节假体翻新的存活率尚无足够经验，很难预知未来的治疗效果。

问题是如何让我们的年轻医生不偏离正轨，保留而不是置换我们年轻患者的宝贵关节。只有通过当今广泛使用的循证医学评估工具来对旧的教条进行系统修订,新知识才会普及并取代旧知识,然后新知识也会阻止我们随意脱离正轨而误入歧途。

(孙德毅 译)

第五十六章

ISAKOS 组织的使命和未来：创新、正直、诚实与合作

Ingenuity, Intellectual Integrity, Honesty, and Collaboration Will Be the Key to Our Future

Christopher D. Harner

我曾获得美国骨科研究协会运动医学分会(AOSSM)旅行研究奖资助(1990 年前往欧洲)，近期则肩负着美国骨科研究协会运动医学分会旅行研究奖教父身份(2018 年前往欧洲)。我自 1987 年起成为 ISAKOS 组织成员[当时 ISAKOS 组织前身是国际关节镜协会(IAA)和国际膝关节学会]。过去 30 年来我参加了 ISAKOS 的大多数会议，曾在计划委员会、执行委员会和董事会任职，我热爱这个组织。

因为我生性乐观，我想把关注点从"我们需要担心什么"转变为"我们的关注点在哪"，我相信骨科运动医学的未来发展方向仍是作为骨外科手术的分支学科，有别于非手术运动医学方向(如初级保健运动医学、运动员训练、物理治疗等)。我们是骨外科医生，致力于探究从儿童到老年人骨骼肌肉系统的自然规律。我们精通全年龄段运动个体(业余到专业人群)非手术及手术治疗的艺术和科学。通过致力于对骨科运动医学的

研究和教育来支撑和丰富我们的治疗手段是至关重要的。这份职责实属不易,需要尽可能渊博的知识储备和高质量教育标准来实现。终身学习对于我们是一项任务和使命。ISAKOS 是我们通过医学继续教育实现这一使命的关键组织。我们以成为骨科国际合作领导者组织而感到自豪,组织的重点在于教育和研究,特别强调诚实和知识完整性。我们有幸拥有执行董事米歇尔·约翰逊,他为组织贡献了毕生精力。现在米歇尔即将卸任,我们的下一个挑战是秉承使命,成为骨科运动医学的世界领导者。我对 ISAKOS 组织目前和未来的国际领导地位非常自信,我们将继续保持和加强促进骨科医学在世界范围内的交流、合作、研究和传播,包括关节镜患者手术治疗、膝关节手术和骨科运动医学等方面。

(李骁宁　译)

第五十七章

路漫漫其修远！

A Lot Done, More to Do!

João Espregueira-Mendes

在这个全民健身的时代，我们特别注意到儿童和老人的运动需求也有所增加：这些年龄段的运动人员不仅在人数上有所增加，他们参与的运动强度也比前几代人更高。这种现象导致了原本在这些年龄段中不常见的特定损伤的出现。

多年来，对骨骺未闭合患者的治疗已经发生了变化。我们以前主要采用非手术治疗，但现今我们越来越意识到：对于那些韧带、软骨和半月板损伤的患者，推迟手术治疗对他们的预后可能有害。因此，现在更多地考虑通过手术来治疗这些损伤。然而，治疗效果仍有待改善，尤其是手术存在我们无法完全理解和解释的潜在不良反应。

年龄较大的人群代表了一个要求更高的患者群体。他们现在更加活跃，他们对手术的期望不仅仅是缓解疼痛，更是改善功能和恢复正常活动。老年患者功能和运动能力的重建是未来另一个令人担忧的问题。关节退行性疾病影响了相当大比例的此类患者，随着人口预期寿命的增加，这一数字在未来还会增加。就目前而言，我们治疗严重关节退变的金标准关节置换术无法满足该患者群体的运动期望。也许，生物注射疗法会在未来提供答案？

对于介于这两个年龄之间的患者，前交叉韧带（ACL）断裂是许多运动员在其运动生涯中面临的严重损伤。正如我们所知，ACL损伤术后需要较长的康复期，并且很长时间无法比赛。尽管有一定比例的运动员能重返赛场，但他们中的许多人并没有恢复到受伤前的竞技水准，我们仍然面临着令人无法接受的高再断裂率。此外，即使我们认为重建手术"成功"，我们仍然无法恢复患者正常的膝关节动力学功能并防止早期骨关节炎的发生。我们必须更详细地了解膝关节形态因素对关节稳定性的影响，及其在治疗结果中的作用。我们还需要回答几个其他问题：为什么我们看到有些孤立的ACL完全断裂患者会伴有明显的轴移，而有些患者的轴移试验却不明显？为什么有些部分撕裂患者，也会出现明显的轴移？我们如何确定ACL部分断裂中剩余的束是否在起作用，以及在这种情况下我们如何正确去测量关节的松弛度？

半月板损伤也是一种常见的膝关节损伤，特别是在中年运动人群中。挽救半月板组织必须成为未来的关注点。半月板修复被认为是挽救半月板组织的有益技术。同种异体半月板移植和人工半月板生物材料也是不错的选择。然而，这些并不能保证患者完全恢复运动，患者需要很长的康复周期，且长时间不能重返赛场。此外，并非所有半月板损伤的运动员都适合进行半月板修复或替代术，而且漫长的康复期往往使修复手术被参赛运动员舍弃。因此，他们更多考虑的是部分或全部半月板切除术，尽管早期可使患者更快恢复和重返赛场，但长期疗效堪忧，可能会导致在早期就发生膝关节骨关节炎。半月板修复的耗材价格昂贵，由于医保等经济上的限制，外科医生和患者在许多情况下并不总是可以使用这些耗材。对外科医生进行半月板修复手术的培训也存在一定的问题。这不仅与培训的成本有关，培训的课程设置也需要改进，而且很多学员后续缺乏对缝合修复技术的学习机会。在半月板手术方面，循证与临床实践之间仍存在极大鸿沟。我们必须重新评估半月板切除术的作用，并讨论形成关于半月板损伤治疗的共识。我们仍然不知道在不改变生物力学功能和引起骨关节炎的情况下我们可以切除多少半月板，如何把握尺度？

骨科运动医学领域另一个常见问题是关节软骨的损伤。我们不知道为什么有些软骨病变会引起疼痛，而另一些则不会，为什么我们在同一软骨病变中有无痛期？此外，虽然有许多最新的软骨修复技术被使用，但即便我们努力改善这些技术，效果仍有待商榷，我们仍然无法恢复正常的透明软骨。在未来，我们不仅应该缓解患者的疼痛和改善其生活质量，而且还应该让他们重返高水平的体育活动。组织工程和再生医学的新技术将是这一特定领域取得突破的基石，也将是未来发展的趋势。

我们在诊治骨科运动损伤方面已取得了长足的进步，但为了给我们的患者提供最好的治疗方案，我们仍需告诫自己：路漫漫其修远兮，吾将上下而求索！

（曹阳博　译）